Flatulenz Blähungen behandeln mit Heilpflanzen und Naturheilkunde

Robert Kopf

INHALTSVERZEICHNIS

VORWORT

Von Robert Kopf, Autor für Naturheilkunde und Heilpraktiker

Viele Menschen leiden unter Blähungen (Flatulenz). Dass den Körper ab und zu Luft über den Darm verlässt, ist normal. Wenn man jedoch ständig von einem Blähbauch (Meteorismus), Völlegefühl, Bauchschmerzen, Krämpfen und Rumoren im Darm geplagt wird, sollte mit der Behandlung begonnen werden.

Weitere Beschwerden von Blähungen und Meteorismus äußern sich auch durch das sogenannte "Roemheld-Syndrom" mit Atemnot, Herzbeklemmungen, Herzstolpern, Schmerzen in der Brust, Schweißausbrüchen und Schwindel.

Die Ursachen von Blähungen sind Nahrungsmittel-unverträglichkeiten, ein Reizdarm, hastiges Essen, Verstopfung, Darmverschluss oder Darmlähmung, eine gestörte Darmbewegung, Darmverengungen, hormonelle Veränderungen, psychische Faktoren, Erkrankungen des Nervensystems, Stress und nervliche Überlastung, ein Mangel an Verdauungsenzymen, eine geschwächte Bauchspeicheldrüse, verringerte Gallebildung in der Leber und bakterielle Fehlbesiedlung im Darm.

Darmgase entstehen bei der Verdauung. Kohlendioxid (CO_2) wird gebildet durch die Neutralisierung von Magensäure und Fettsäuren aus der Nahrung. Fettsäuren entstehen auch zusammen mit CO_2, wenn Zuckerverbindungen (Kohlenhydrate) unverdaut in den Dickdarm gelangen und dort von Bakterien vergoren werden.

Ein Teil des geruchlosen CO_2 gelangt über das Blut in die Lungen und wird abgeatmet. Die übrigen Darmgase, bestehend aus CO_2, Wasserstoff, Stickstoff, Methan, Ammoniak, Schwefel und anderen "riechenden" Gärungs- und Fäulnisprodukten verlassen den Körper durch den Darm.

Eine Übersäuerung des Körpers ist die Ursache von vielen Erkrankungen. Sie führt zu Stoffwechsel- und Hormonstörungen und schwächt das Immunsystem. Mit Übersäuerung ist eine Anhäufung von Säuren im Blut und Körpergewebe gemeint.

Sie ist meist die Folge von falscher Ernährung und einer ungesunden Lebensweise. Der Organismus muß die entstandenen Säuren neutralisieren. Dies geschieht mit Hilfe basischer Mineralien (vor allem Kalzium), die den Mineralstoffdepots des Körpers entnommen werden. Blähungen und Meteorismus können die Folge sein.

Toxische Darmgase: Ein wichtiger Punkt ist die Überernährung. Die durch falsche Ernährung entstehende Schwäche der Verdauungsorgane vermindert die Aufnahme von Mineralstoffen, Spurenelementen und Vitaminen aus der Nahrung.

Wer nicht nur Falsches isst, sondern davon auch noch zuviel, bekommt Gärung und Fäulnis im Darm. Die dadurch entstehenden giftigen Gase belasten und übersäuern zusätzlich den gesamten Organismus. Ein intaktes Verdauungssystem dagegen beeinflusst den Stoffwechsel, das Immunsystem und die Gesundheit positiv.

Bei der naturheilkundlichen Behandlung von Blähungen dienen Entgiftungs- und Ausleitungstherapien der Stärkung des Darmes, der Verdauungsorgane, des Stoffwechsels, des Nerven- und Hormonsystems und Aktivierung der Durchblutung.

Pflanzliche Zubereitungen regen den Magen und Darm, die Bauchspeicheldrüse, Leber-Galle-Funktionen und Nieren an. Sie reinigen den Körper und scheiden die gelösten Schadstoffe über den Darm, die Harnwege, Lunge und Haut aus. Zugleich sorgen sie für einen ausgeglichenen Säurebasenhaushalt - der Grundlage unserer Gesundheit sowie jeder Behandlung von Blähungen und Meteorismus.

Die Folge: Der Stoffwechsel und das Immunsystem werden gekräftigt, der Grundumsatz steigt und die Selbstheilungskräfte des Körpers werden aktiviert. Die naturheilkundliche Behandlung entsäuert, mineralisiert und führt zu einer ausgeglichenen Lebensenergie.

Einleitend möchte ich Ihnen die in diesem Ratgeber vorgestellten Therapien zur Behandlung und Vorbeugung von Blähungen und Meteorismus erläutern:

Die Pflanzenheilkunde (Phytotherapie) zur Behandlung von Blähungen

"Keine chemische Fabrik dieser Welt arbeitet so exakt und vollkommen wie eine einzige jener kleinen Pflanzen, die Dein Fuß achtlos zertritt". Die Phytotherapie ist auf allen Kontinenten und in allen Kulturen beheimatet. Das Wissen vieler Generationen ist in der Pflanzenheilkunde enthalten.

Pflanzen sind die ältesten Heilmittel der Menschheit. Mit ihren vielfältigen Anwendungsmöglichkeiten - zum Beispiel als Tee, Tabletten, Tropfen, Salben, Wickel, Bäder und ätherische Öle - ist die Pflanzenheilkunde eine der wichtigsten Therapien.

Warum sind Pflanzen bei der Behandlung und Vorbeugung von Blähungen und Meteorismus heilkräftig? Weil sie Salze, Säuren, Vitamine, Öle und Nährstoffe enthalten. Diese wirken im Körper auflösend, ausscheidend, anregend, kräftigend und aufbauend. Sie verwandeln den kranken Zustand in einen gesunden.

Solche Pflanzenmineralstoffe sind vor allem Fluor, Jod, Kalium, Kalzium, Kohlenstoff, Chlor, Eisen, Schwefel, Phosphor, Magnesium, Natrium und Kieselsäure (Silizium). Heilpflanzen normalisieren den Stoffwechsel und stärken das Immunsystem. Nur ein gut funktionierender Stoffwechsel sowie ein intaktes Hormon-, Nerven- und Immunsystem können Blähungen und Meteorismus verhindern.

Was von den Kräutern brauchbar und heilkräftig ist, wird von unseren Körpersäften aufgenommen und den Zellen zugeführt. Was aber unbrauchbar ist, wird durch die Nieren, Haut, Lunge und den Darm nach dem Verbrennungsprozeß ausgeschieden.

Heilkräuter in richtiger Form und Dosis genommen, beeinflussen in unserem Organismus die Körperfunktionen, die Verdauungsorgane sowie das Nerven- und Hormonsystem sehr vorteilhaft.

Die Pflanzensalze vermitteln dem Körper die zur Abwehrsteigerung und zum Aufbau der verschiedenen Zellsubstanzen notwendige Energie. Sie lösen Heilblockaden, stärken die Selbstheilungskräfte, bewirken eine Steigerung der Lebenskraft und die Behebung von Schwächezuständen.

Holen Sie Ihre Heilpflanzen in der Apotheke. Dort laufen diese unter dem Begriff "Medikament". Für Medikamente gelten strenge Vorschriften und Kontrollen bezüglich Zulassung, Inhaltsstoffen, Reinheit, Wirksamkeit und Verträglichkeit. Wer seine Heilkräuter lieber selbst sammelt, kann diese sofort frisch verwenden.

Die Aufbewahrung der Heilpflanzen: Hierfür müssen die Kräuter vorher getrocknet werden. Bekommen sie zuviel Licht, Wärme oder Feuchtigkeit, verflüchtigen sich die Wirkstoffe. Am Besten geeignet zur Lagerung ist ein Keramikbehälter mit einem Deckel, der locker aufliegt. Die Haltbarkeit der Heilpflanzen beträgt maximal 1 Jahr. Danach haben sich die Wirkstoffe verflüchtigt.

Ernährung ist die Quelle unserer Gesundheit, aber auch häufig die Ursache unserer Krankheiten. Die richtige Ernährung ist ein entscheidender Faktor bei der Behandlung und Vorbeugung von Blähungen und Meteorismus, für eine gute Lebensqualität sowie für unsere Gesundheit und Abwehrkraft.

Mit einer ausgewogenen und abwechslungsreichen Ernährung führen Sie Ihrem Körper die notwendigen Nährstoffe zur Stärkung des Hormonsystems, der Nervenkraft, Gewebe und Organe zu. Zugleich unterstützen Sie Ihren Stoffwechsel und sorgen für einen ausgeglichenen Säurebasenhaushalt - der Grundlage unserer Gesundheit. Eine gesunde Ernährung trägt auch dazu bei, Giftstoffe aus dem Körper auszuleiten und Heilblockaden aufzulösen.

Die Wasserheilkunde: Kneipptherapie - Mehr als Wassertreten

Lebenselixier Wasser - kalt belebt es, warm entspannt es. Wasser ist nach Kneipp eine der fünf Säulen der Gesundheit. Wie modern das alte Kneippsche Naturheilverfahren ist, erfährt man jetzt wieder in Kurkliniken und Wellnesshotels. Dort boomen die Therapien mit Wasser, Kräutern, Bewegung, gesunder Ernährung und Entspannungsübungen.

Die Therapien des schwäbischen Pfarrers aus Bad Wörishofen sind aber auch zu Hause möglich. Die Anwendungen stärken den Stoffwechsel, die Verdauungsorgane, das Hormon- und Immunsystem, den Kreislauf und die Nerven.

Der Pionier der Wassertherapie startete mit einem Selbstversuch. Er kurierte seine damals als unheilbar geltende Tuberkulose durch kurze Bäder in der kalten Donau. Danach wusste er, "dass Gott uns die halbe Apotheke im Wasser und die andere Hälfte in den Kräutern bestimmt hat". Sein ganzheitliches Heilkonzept war eine Revolution.

Wasser bewirkt einen positiven Heilreiz bei der Behandlung und Vorbeugung von Blähungen und Meteorismus. Die Hydrotherapie (Wasserheilkunde) beinhaltet Bäder, Waschungen, Wickel, Auflagen, Packungen, Dämpfe, Wasser- und Tautreten. Kneipp heilte vor allem mit kalten Güssen.

Kalte Güsse kräftigen die Verdauungsorgane, das Bindegewebe, kurbeln den Stoffwechsel an und stärken das Immunsystem im Kampf gegen Pilze, Bakterien und Viren. Sie hellen sogar die

Stimmung auf. Gegen körperlichen sowie psychischen Stress härten die Anwendungen ebenso ab, denn sie wirken harmonisierend auf das Nerven- und Hormonsystem. Bei Kneipp wird übrigens gegossen und nicht geduscht.

Bewegung hält den Stoffwechsel fit

Bewegung stärkt die Psyche, Herz und Kreislauf, erhöht die Lebenslust und hält gesund. Kneipp hatte aber eher Spaziergänge als Marathonläufe oder andere sportliche Höchstleistungen im Sinn. Um Schäden vorzubeugen, sollte man sich lieber "wenig und oft als viel und selten" bewegen.

Ausdauersportarten wie Walken, Radeln und Schwimmen überlasten weder die Gelenke, Herz und Kreislauf noch die Wirbelsäule. Vor allem Gehen und zügiges Laufen sind neben kalorienarmer Kost die wichtigsten Schlankmacher und lösen selbst bei intensiverem Training keine Heißhunger-Attacken aus.

Die Ernährung - vor allem einfach und naturbelassen

Kneipp erkannte, dass viele Erkrankungen (auch Blähungen und Meteorismus) von falscher Ernährung herrühren und riet deshalb zu einer einfachen, weitgehend naturbelassenen und schonend zubereiteten Kost. Er empfahl Brot aus vollem Korn - vor allem aus Dinkel, viel Pflanzliches, möglichst wenig Fleisch, Salz und Süßes. Kneipp war seiner Zeit weit voraus, aber er war nicht radikal und gönnte sich auch mal eine Zigarre.

Leben im Gleichgewicht

Überlastung und Stress führen auf Dauer zu Verdauungsbeschwerden, Erschöpfungszuständen und depressiven Verstimmungen, die sich organisch niederschlagen können. Den Körper kann man nicht heilen, solange die Seele nicht in Ordnung ist. "Es muss das Gleichgewicht hergestellt werden zwischen der Lebensweise und dem Verbrauch an Nervenkraft", forderte

Kneipp. Wer sich also regelmäßig Zeit nimmt um abzuschalten, tankt damit Energie für Körper und Seele.

In diesem Ratgeber erhalten Sie Ernährungshinweise und Empfehlungen, wie Sie Blähungen und Meteorismus mit Hilfe der Pflanzenheilkunde und Wassertherapie behandeln und vermeiden können. Vorgestellt werden die bewährtesten Heilpflanzen, Teerezepte, Wasseranwendungen, Extrakte, Rezepturen für Tinkturen und Kräuterweine zum Selbermachen.

Die Naturheilkunde wirkt ganzheitlich. Sie behandelt nicht nur einzelne Symptome, sondern hat den gesamten Mensch im Blick, also Körper, Seele und Geist. Ich wünsche Ihnen viel Erfolg, Lebensfreude und vor allem Gesundheit.

Robert Kopf

1. Allgemeines
Stoffwechselblockaden bei Blähungen

Zur Behandlung von Blähungen ist ein intakter Stoffwechsel sehr wichtig. Es gibt aber mehrere Stoffwechselblockaden:

1) Der Säure-Basen-Haushalt

Unnatürliche Ernährungsgewohnheiten führen dazu, dass der Basenanteil in unserem Körper ständig zu gering ist. Ein Zuviel an Zucker, Weißmehlprodukten, Fleisch und Wurst übersäuert den Körper. Um die Säuren zu neutralisieren, werden kostbare Basen (vor allem Kalzium) verbraucht.

Eine Übersäuerung des Körpers ist die Grundlage von vielen Beschwerden und Krankheiten. Was nicht neutralisiert wird, landet als "Sondermüll" im Bindegewebe und führt zu dessen Übersäuerung. Dadurch verlangsamen sich die Stoffwechselprozesse. Wir neigen zu Darmerkrankungen, Unverträglichkeiten und nehmen zu, auch wenn wir kalorienbewusst essen und uns viel bewegen.

2) Das Bindegewebe

Das Bindegewebe ist mehr als nur ein Bindeglied und Lückenfüller zwischen den Organen. Es dient als Nährstoffspeicher und Zwischenlager für Stoffwechselprodukte. Im Bindegewebe entsorgen die Zellen ihre "Schlacken".

Damit die Giftstoffe und Säuren den Körper verlassen können, müssen genügend Mineralsalze vorhanden sein. Bei einem Mangel verbleiben Säuren und Stoffwechselrückstände im Bindegewebe und binden Wasser. Es kommt zu Blähungen, Meteorismus und Wassereinlagerungen (Ödeme) im Gewebe.

3) Die Verdauung

Umweltbelastungen, zu üppige Ernährung, Genussgifte und Medikamente belasten die Leber, unser zentrales Stoffwechselorgan. Magen, Bauchspeicheldrüse und Darm leiden mit. Viele Stoffwechselvorgänge geraten ins Stocken. Es kommt zu Blähungen, Unverträglichkeiten, Verstopfung (Obstipation) und Magenproblemen.

4) Unser Wasserhaushalt

Jeden Tag schwemmt der Organismus Säuren und Schlacken, welche durch die Nieren herausgefiltert wurden, als Harn aus dem Körper. Ein Teil davon landet aber auch im Bindegewebe, weil für den Abtransport Mineralsalze wegen einer Übersäuerung des Körpers fehlen. Blähungen und Meteorismus sind die Folge.

5) Die Eiweißverdauung

Eiweiß ist wichtig für die Bildung von Enzymen, Hormonen, Muskeln und Bindegewebe. Bei der Spaltung von Eiweiß entsteht jedoch Ammoniak, ein starkes Zellgift. Die Leber wandelt Ammoniak in ungiftigen Harnstoff um, der mit dem Urin ausgeschieden wird. Eine hohe Zufuhr von Eiweiß bedeutet deshalb eine starke Entgiftungsarbeit für die Leber und unsere beiden Nieren, was wiederum zu Blähungen und Meteorismus führt.

6) Die Fettverdauung

Wir brauchen Fette, denn sie liefern essenzielle Fettsäuren. Fett ist aber auch der beste Energiespeicher für Notzeiten. Der Körper bunkert es besonders gern an den Oberschenkeln und Hüften, an Bauch und Po. Im Fettgewebe lagert er aber auch Giftstoffe ab, die später freigesetzt werden.

Mögliche Anzeichen hierfür sind Blähungen und Meteorismus, depressive Verstimmungen, Stoffwechselstörungen, Krankheitsanfälligkeit und Kopfschmerzen.

7) Die Kohlenhydratverdauung

Kohlenhydrate sind Energie pur. Im Überfluss sind sie aber auch für unser Übergewicht verantwortlich. Was nicht verbrannt werden kann, wird in Fett umgewandelt und gespeichert. Besonders Süßigkeiten und Weißmehlprodukte haben es in sich. Sie lassen den Blutzuckerspiegel rasant in die Höhe steigen. Das führt zu einer starken Insulinausschüttung.

Insulin normalisiert den Blutzucker, unterbricht aber gleichzeitig die Fettverbrennung. Es schleust Fette aus der Mahlzeit in die Körperspeicher, hält Wasser im Körper zurück und verursacht schnell neuen Hunger.

Wie Sie die genannten Stoffwechselblockaden überwinden können, lesen Sie in den folgenden Kapiteln.

Gesunde Leber - gesunder Darm

Das wichtigste Stoffwechselorgan zur Behandlung von Blähungen und Meteorismus (Blähbauch) ist neben den beiden Nieren die Leber. Unser moderner und meist ungesunder Lebensstil gefährdet die Gesundheit der Leber, was wiederum zu Unverträglichkeiten und Darmerkrankungen führen kann.

Sie erfüllt zentrale Aufgaben bei der Aufnahme und Verwertung von Nahrungsbestandteilen, sorgt für die Bereitstellung lebenswichtiger Eiweißstoffe und greift regulierend in das Hormon- und Immunsystem ein. Die Leber filtert Giftstoffe aus dem Blut und sorgt für deren Abbau. Erkrankungen der Leber (Hepatopathien) nehmen immer mehr zu.

Pro Minute durchströmen unsere "Entgiftungsstation" ca. 1,5 Liter Blut. Dieses wird fortwährend von Giftstoffen, abgestorbenen Zellen und Fett gereinigt, bevor es seinen Weg weiter in Richtung Herz fortsetzt. Außerdem bildet die Leber Gallenflüssigkeit, die als Verdauungssaft im Darm zur Verwendung kommt.

Sie produziert auch eine Vielzahl von wichtigen Eiweißen, die wir u. a. für gesunde Gelenke und Muskeln, die Blutgerinnung und die Abwehrkraft benötigen. Unsere Leber ist geduldig und gefährdet. Ein moderner Lebensstil mit fettreichem Fast Food, Alkohol und Stress bekommt ihr nicht.

Eine Fettleber entsteht, wenn der Leber mehr Schadstoffe (z.B. Alkohol, Umweltgifte) zugeführt werden, als sie verarbeiten kann. Das Fett wird dann in der Leber gespeichert, sie vergrößert sich.

Die Symptome einer beginnenden Lebererkrankung sind Verdauungsstörungen, eine unreine Haut, Unverträglichkeiten und Allergien, Kopfschmerzen, Müdigkeit, Schwäche, depressive Verstimmungszustände, ein Druckgefühl im rechten Oberbauch und Übelkeit.

Bei einer Leberentzündung (Hepatitis) kommt es zunächst zu grippeähnlichen Symptomen (Fieber, Kopfschmerzen, Gliederschmerzen), Verdauungsstörungen und Schmerzen unter dem rechten Rippenbogen. Später kommen Gelbsucht, dunkler Urin, lehmfarbener und blasser Stuhl hinzu. Eine Hepatitis kann sehr leicht chronisch werden.

Zu einer Leberzirrhose (Leberverhärtung) kommt es, wenn Lebergewebe in Bindegewebe umgebaut wird. Dabei treten zusätzliche Beschwerden auf wie Blutarmut (Anämie), Hormonstörungen, Blutungen der Speiseröhre, Bauchwassersucht (Ascites) und Hämorrhoiden. Oft kommen schmerzende Gelenke und Juckreiz dazu. Im späten Stadium kann die Leber ihre Funktion vollständig verlieren.

Die Ursachen von Lebererkrankungen sind Gallensteine, Störungen der Darmflora, Übergewicht, Umweltgifte, chronische Verstopfung, Alkohol- Drogen- und Medikamentenmissbrauch, Fehlernährung, Infektionen (Viren, Bakterien, Parasiten), Stoffwechselerkrankungen (Diabetes, Gicht, Adipositas) und eine Übersäuerung des Körpers.

Der Gesichtsausdruck des lebergeschädigten Menschen neigt zur Freudlosigkeit. Der Blick ist traurig, müde und leer. Der Patient ist arbeitsunlustig, unzufrieden, oft launisch und schnell verärgert. Die Haut hat einen fahl-gelblichen oder grauen Grundton. Sie juckt, ist runzelig und hat tiefe Falten.

Die Augenbindehaut ist häufig schleimig verklebt. Auf der Zunge finden wir einen gelblichen, grünlichen oder schmutzig-braunen Belag. Auf dem Harn ist oft ein grünlicher Schaum zu sehen. Menschen, bei denen die Leber nicht mehr in Ordnung ist, erwachen oft morgens zwischen 1 Uhr und 3 Uhr.

Deftiges Essen leichter verdaut

Klar, die Leber verzeiht mal eine Currywurst. Sie brauchen auch nicht den Rest Ihres Lebens nur Salat zu knabbern. Aber insgesamt sollte die Ernährung ausgewogen sein, viel Gemüse enthalten und vor allem wenig Fett. Eine ständige Überlastung der Leber, die zusammen mit der Gallenblase für die Fettverdauung zuständig ist, schadet ihr genauso wie Übergewicht und kann zu Darmerkrankungen und Unverträglichkeiten führen.

Nach einer fettreichen Mahlzeit plagen uns manchmal Völlegefühl oder Blähungen. Dann schaffen pflanzliche Helfer Erleichterung. Die Artischocke regt den Gallefluss an und unterstützt auf diese Weise die Fettverdauung. Dadurch liegt auch üppiges Essen nicht wie ein Stein im Magen. Eine Kur mit einem Artischockenextrakt hat auch einen positiven Einfluss auf die Blutfettwerte (Cholesterin).
Ein Tee mit Löwenzahnblättern tut der Galle gut, fördert den Gallefluss und macht fettes Essen bekömmlicher.

Wer lange und gründlich kaut, kann der Leber ebenfalls Gutes tun. Denn das, was im Mund bereits fein zerkleinert ist, wird durch Enzyme im Speichel leichter vorverdaut. Dadurch hat die Leber weniger Arbeit zu leisten. Gewürze erhöhen die Speichel- und Magensäureproduktion. Dadurch wird die Verdauung noch besser unterstützt.

Viel trinken ist ein prima Mittel, um die Leber zu entgiften. Aber wichtig ist, was und wann wir die Flüssigkeit zu uns nehmen. Wenn wir nämlich reichlich zu den Mahlzeiten trinken, wird der Verdauungssaft im Magen verdünnt und damit die Aufspaltung der Nahrung erschwert und vermindert. Deshalb ist es besser, Wasser oder verdünnte Säfte eine halbe Stunde vor oder eine Stunde nach einer Mahlzeit zu trinken.

Wer sich nach dem Essen zu einem Spaziergang aufmacht, kurbelt nicht nur den Stoffwechsel an, sondern fördert auch den Energieumsatz der Muskeln und Gelenke. Das ist wichtig, denn ein

Überschuss an Energie wird in den Fettdepots der Leber eingelagert und belastet sie. Ein halbstündiger strammer Spaziergang dreimal die Woche beugt Leberproblemen vor.

Nudeln belasten die Leber nicht, ebenso wenig wie Kartoffeln und Reis. Wird bei der Zubereitung etwas weniger Fett verwendet, muss die Leber weniger Gallensaft zur Aufspaltung produzieren.

Olivenöl ist die gesunde Alternative zu tierischem Fett und schützt die Leber vor krankhaften Veränderungen. Durch seinen hohen Anteil an ungesättigten Fettsäuren sorgt es für eine gesunde Haut, beugt einer Arterienverkalkung vor und hilft dabei, erhöhte Cholesterinwerte zu senken.

Bitterstoffe: Sie stecken in vielen aromatischen Lebensmitteln wie Chicoree, Rucola, Artischocken, Rosenkohl oder auch Grapefruit. Bitterstoffe regen die Produktion von Gallenflüssigkeit in der Leber an und unterstützen so die Fettverdauung. Das ist wichtig, da bei Blähungen und Meteorismus meist auch die Fettverdauung gestört ist.

Wenig Alkohol: Jeder weiß es - zuviel schadet der Leber. Täglich bis zu 20 Gramm bei Männern und bis zu 10 Gramm bei Frauen sind genug. 20 Gramm Alkohol sind etwa 0,25 Liter Wein oder 0,5 Liter Bier.

Die Leber vor Viren schützen

Selbst wer bewusst lebt, kann eine Lebererkrankung bekommen, denn auch weit verbreitete Hepatitis-Viren können die Leber schädigen. Das Problem: Bis wir deutliche Beschwerden oder gar Schmerzen verspüren, vergeht wertvolle Zeit. Deshalb ist es so wichtig vorzubeugen.

Nach Schätzungen der Weltgesundheitsorganisation WHO sind 500 Millionen Menschen weltweit mit Hepatitis B oder C infiziert. Meist ohne es zu wissen, denn die Symptome wie Müdigkeit sind eher unspezifisch. Beide Virenarten können zu einer chronischen Entzündung der Leber führen, die letztlich Leberkrebs auslösen kann. Die Viren werden durch Blut oder Körperflüssigkeiten übertragen. Schutz beim Sex ist daher ebenso wichtig wie Achtsamkeit in Hygienefragen.

Ob Sie sich Ohrlöcher stechen lassen oder Erste Hilfe leisten: Achten Sie darauf, dass Schutzhandschuhe getragen werden. Scharfkantige Hygienegegenstände wie etwa Rasierer immer nur allein benutzen, auch innerhalb der Familie. Gegen Hepatitis B kann man sich impfen lassen. Gegen Hepatitis C gibt es keine Impfung.

Die Leber ist ungeheuer regenerationsfähig. Allerdings nur, wenn die Schäden noch nicht zu lange vorliegen. Daher ist Früherkennung lebenswichtig. Bitten Sie Ihren Arzt, die Leberwerte zu überprüfen.

Wissenswertes über unseren Stoffwechsel

Die Stoffwechselaktivität entscheidet über unsere Gesundheit und unsere Figur. Sie bestimmt, ob wir schlank und gesund bleiben, obwohl wir nach Lust und Laune essen und trinken, oder ob wir zu Pummeln werden, selbst wenn wir nur ans Essen denken.

Als Stoffwechsel (Metabolismus) bezeichnet man alle lebenswichtigen Vorgänge innerhalb der Körperzellen. Durch den Stoffwechsel wird die Nahrung, welche aus Essen und Trinken besteht, in Stoffe umgewandelt, die der Körper zum Leben braucht.

Wesentlich für den Stoffwechsel sind Enzyme, die chemische Reaktionen unterstützen (katalysieren). Gesteuert wird der Metabolismus durch das Hormon- und Nervensystem. Das wichtigste Stoffwechselorgan zur Behandlung und Vorbeugung von Blähungen und Meteorismus (Blähbauch) ist neben unseren Nieren die Leber.

Im Magen und im Darm werden die zugeführten Nährstoffe (Kohlenhydrate, Fette, Eiweiße), Vitamine, Mineralien und Spurenelemente in ihre Bestandteile zerlegt. Kohlenhydrate werden zu Einfachzuckern, Eiweiße zu Aminosäuren, Fette zu Fettsäuren und Glyceriden abgebaut und über das Blut den Zellen zugeführt. Mit Hilfe dieser Energielieferanten findet hier dann die "Verstoffwechselung" statt.

Wenn irgendwo im Stoffwechsel eine Störung auftritt, kommt es zu einer Übersäuerung des Körpers, Gesundheitsstörungen, Immunschwäche und einer Stoffwechselkrankheit. Man spricht von einer Stoffwechselstörung, wenn die Verwertung einzelner Nährstoffe nicht richtig funktioniert und die Substanzen nicht dort ankommen, wo sie benötigt werden.

Die häufigste Stoffwechselkrankheit ist die Zuckerkrankheit (Diabetes mellitus, eine Erkrankung des Kohlenhydrat-stoffwechsels und häufige Ursache von Blähungen und

Meteorismus), gefolgt von Gicht und Fettsucht (Adipositas). Auch der Mineralstoffwechsel kann gestört sein.

Skorbut, eine Vitamin C-Mangelkrankheit, ist so gut wie ausgestorben. Bei der Rachitis (englische Krankheit) ist ein Mangel an Vitamin D die Ursache. Als Rachitis bezeichnet man eine Störung des Knochenstoffwechsels im Kindesalter. Sie führt zu einer Demineralisation der Knochen. Das entsprechende Krankheitsbild bei Erwachsenen ist die Osteomalazie (Knochenerweichung).

Allgemeine Symptome einer Stoffwechselerkrankung sind Unverträglichkeiten und Allergien, Abwehrschwäche, leichte Krankheitsanfälligkeit und immer wiederkehrende Erkrankungen, eine langsame Wundheilung, Durchblutungsstörungen, rasche Ermüdbarkeit, depressive Verstimmungszustände, Gewichtsprobleme, ein unangenehmer Körpergeruch, dauerndes Frösteln und Frieren, innere Unruhe, Konzentrationsschwäche, geringe Belastbarkeit und ein schlechtes Allgemeinbefinden.

Die Nahrung hat sechs wichtige Bestandteile: Kohlenhydrate, Fett, Eiweiß, Wasser, Mineralsalze und Vitamine.

1) Kohlenhydrate: Dabei handelt es sich um Zucker und Stärke. Der Mund- und Bauchspeichel sowie der Darmsaft wandeln die Kohlenhydrate in Traubenzucker um. Dieser gelangt ins Blut und wird zu den Muskeln transportiert. Für diese wiederum ist der Traubenzucker sozusagen der Brennstoff. Der nicht benötigte Traubenzucker wird in der Leber gespeichert.

2) Der Eiweißstoffwechsel: Er findet im Magen und Darm statt. Durch die verschiedenen Säfte, Sekrete und Enzyme wird das Eiweiß in seine Bestandteile (Kohlenstoff, Wasserstoff, Sauerstoff, Stickstoff, Schwefel, Phosphor) zerlegt. Diese sind notwendig, damit der Körper neues Gewebe bilden kann.

3) Der Fettstoffwechsel: Das Fett wird im Darm in seine Bestandteile aufgespalten. Die Hauptarbeit leistet dabei die aus der Leber stammende Gallenflüssigkeit. Fett ist von großer Bedeutung für den Wärmehaushalt unseres Körpers.

Wasser dient als Transportmittel. Vitamine, Mineralstoffe und Spurenelemente sind zuständig für den Aufbau der Zellen, stärken unseren Körper und helfen, daß wir uns wohlfühlen.

Ausführliche Informationen über Vitamine, Mineralstoffe und Spurenelemente finden Sie in meinem eBook und Taschenbuch: Vitamine, Mineralstoffe und Spurenelemente - Die Grundlagen des Immunsystems und unserer Gesundheit

Wieviel Kalorien jeder braucht, hängt davon ab, was man tut. Man unterscheidet deshalb zwischen Grundumsatz und Arbeitsumsatz. Der Grundumsatz ist das, was wir an Kalorien bräuchten, wenn wir 24 Stunden nur im Bett liegen würden. In der Regel sind das ca. 1400-1500 Kalorien pro Tag.

Der Arbeitsumsatz ist das, was wir verbrennen, wenn wir nicht ruhen. Da sich viele eher wenig bewegen, ist der nicht wirklich hoch. Experten gehen von etwa 500 Kalorien aus. Macht also einen Gesamtbedarf von etwa 2000 Kalorien pro Tag.

Das ist natürlich nur eine grobe Richtlinie. Schließlich hängt der exakte Bedarf auch von den Muskeln ab. Je mehr wir haben, desto höher ist der Grundumsatz. Und je mehr wir sie bewegen, desto höher wird der Arbeitsumsatz.

2. Ernährung
Ernährungsempfehlungen bei Blähungen

Ernährung ist die Quelle unserer Gesundheit, aber auch häufig die Ursache unserer Krankheiten. Bei der Vorbeugung und Behandlung von Blähungen und Meteorismus (Blähbauch) sollten Sie sehr auf eine ausgewogene Ernährung achten, um Ihren Stoffwechsel zu entlasten, das Nerven-, Hormon- und Immunsystem bei seinen vielfältigen Aufgaben zu unterstützen, den Säure-Basenhaushalt auszugleichen und die Durchblutung des Körpers zu stärken. Ein ausgeglichener "Säure-Basenhaushalt" ist die Basis für einen intakten Stoffwechsel, unser Wohlbefinden und unsere Gesundheit.

Die Nahrung führt dem Körper Basen und Säuren zu. Ist die Ernährung säurelastig - und das ist sie bei unserer gegenwärtigen Ernährungsweise fast immer - dann erhält der Körper zu viele Säuren. Auch die allgegenwärtige Acetylsalicylsäure (Aspirin) wirkt negativ auf unser Säurekonto.

Die Ursache einer Übersäuerung ist, dass zuviel säurebildende Lebensmittel verzehrt werden, nämlich solche, die viel Eiweiß und Fett enthalten. Eiweiß enthält Schwefel und Phosphor, die zu Schwefelsäure und Phosphorsäure abgebaut werden.

Durch den Fettabbau entstehen sogenannte "Ketosäuren", welche ebenfalls zu einer Übersäuerung des Körpers sowie zu Blähungen und Meteorismus führen können. Diese entstehen auch dann, wenn zuwenig frisches Obst, Gemüse und Salat gegessen werden. Das eigentliche Problem ist also die Balance zwischen den Säuren und Basen.

Oft wird angenommen, dass sauer schmeckende Lebensmittel auch säurebildend sind. Dem ist keineswegs so. Sauer schmeckende Früchte wie z. B. Zitrusfrüchte enthalten reichlich basische Mineralstoffe, welche die Säuren im Körper neutralisieren.

Wir sollten mehr "Lebensmittel" essen – das sind Stoffe, die leben! Viele unserer Nahrungsmittel sind aber tot und machen nur satt (Dosen, Fertiggerichte usw.). Lebensmittel haben eine hohe Vitalität, viele für den Körper wichtige Informationen und sind meist basenbildend, dass heißt mineral- und vitaminreich. Die Mineralien und Vitamine sind organisch gebunden und werden deshalb wesentlich besser aufgenommen als anorganische, die wir in konservierter, gekochter und zerstörter Nahrung finden. Unsere Ernährung sollte deshalb so naturbelassen wie möglich sein.

Der gesunde Organismus befindet sich in einem Gleichgewicht von Säuren und Basen, wobei unser Blut und Gewebe basisch ist. Bei der Behandlung und Vorbeugung von Blähungen und Meteorismus sowie bei länger andauernden und immer wiederkehrenden Beschwerden sollte man stets an eine Übersäuerung des Organismus denken.

Deshalb ist neben einer Behandlung der Ursache einer Erkrankung auch eine Ernährungsumstellung notwendig. 80% auf dem Teller sollte basisch, also bunt (Gemüse, Salate) und Fleisch nur die Beilage sein. Meiden Sie säurebildende Lebensmittel.

Mehrtägiges Fasten mit Kräutertees, Mineralwasser ohne Kohlensäure und verdünnten Gemüsesäften kürzt die Behandlungsdauer von Blähungen und Meteorismus erheblich ab. Siehe hierzu im Kapitel "Heilfasten hilft bei Blähungen". Anschließend basische Kost:

1) Meiden Sie Fleisch, Wurst, Weißmehlprodukte, Zucker (Süßes macht sauer), auch Süßstoff und Kaffee.

2) Leben Sie einige Zeit zumindest lakto-vegetarisch. Wir verstehen darunter eine fleischfreie Ernährung, die aber Milch- und Milcherzeugnisse akzeptiert.

Erlaubt sind:
Frisches Obst und Gemüse, das schonend gedämpft werden darf. Kartoffeln sollen als Pellkartoffeln zubereitet werden.

Vollkornprodukte (enthalten wichtige B-Vitamine), Weizenbrot, rohe und gekeimte Getreidekörner, Reis, Teigwaren, Hülsenfrüchte und Sojamehl.
Weiterhin getrocknete Früchte, Rohrzucker, Milchzucker, Joghurt, Kefir, Sahne, Butter, Quark, Frischkäse und kaltgeschlagene Pflanzenöle.

Kupferreiche Lebensmittel unterstützen den Stoffwechsel, steigern die Abwehrkraft und fördern die Bildung von Bindegewebe, starken Muskeln und Blutgefäßen sowie die Aufnahme von Eisen im Körper. Eisen wiederum ist wichtig für einen intakten Stoffwechsel, gesunde Nerven, eine gute Durchblutung des Körpers, ein starkes Hormon- und Immunsystem sowie zur Behandlung und Vorbeugung von Blähungen und Meteorismus (Blähbauch).

Kupfer ist Bestandteil vieler Enzyme und enthalten in Sonnenblumenkernen, Zuckerschoten, Champignons, Avocados, Linsen, Erbsen, roten Bohnen, Nüssen und frischen Datteln. Der Tagesbedarf liegt bei 2 bis 5 mg.

Zink ist als "Körperpolizei" ebenfalls wichtig für ein starkes Immunsystem, den Stoffwechsel, die Schleimhäute, das Bindegewebe, den Darm, die Muskeln, Gelenke und Knochen. Es wirkt entzündungshemmend und aktiviert zusätzlich entzündungshemmende Enzyme. Das ist wichtig zur Behandlung und Vorbeugung von Darmentzündungen.

Reich an Zink sind getrocknete Feigen, Brokkoli, Frühlingszwiebeln, Pinien- und Kürbiskerne, Weizenkleie, Edamer Käse und Haferflocken.

Vermeiden Sie einen Kalium-Mangel. Dieses Mineral kräftigt unser Herz. Erkrankungen des Herzens sind eine häufige Ursache von Durchblutungsstörungen und Blähungen. Kalium regelt auch den Wasserhaushalt innerhalb der Körperzellen. Überschüssiges Wasser wird aus den Zellen zu den Nieren transportiert. Fehlt Kalium (wir benötigen täglich 3 bis 4 Gramm), verbleibt das Wasser in den

Zellen und verschlackt.

Die Toplieferanten für Kalium sind Sojabohnen aus biologischem Anbau (150 Gramm decken den Tagesbedarf), Paprika (200 g täglich) und Sauerkraut (400 g täglich). Weitere Kaliumlieferanten sind Spinat, Feldsalat, Petersilie, Frühlingszwiebeln, Tomaten, Kartoffeln, Hülsenfrüchte, Nüsse und Vollkorngetreide-Produkte.

Ein Mangel an Chrom kann neben einem gestörten Glucose-Stoffwechsel zu Abwehrschwäche, Darmerkrankungen, erhöhten Cholesterinwerten und Arteriosklerose (Gefäßverkalkung) führen. Chrom wird daher Diabetikern mit Erfolg verabreicht. Besonders chromhaltig sind Bierhefe, Vollkornbrot, weiße Bohnen, Käse und Weizenkeime.

Eine starke Bearbeitung und Raffination der Lebensmittel hat einen erheblichen Chromverlust zur Folge. Weißmehl enthält nur noch 10 % des Chromgehalts vom vollen Korn. Ein erhöhter Verzehr von Zucker und Weißmehlprodukten kann daher zu einem Mangel an Chrom führen. Neben diabetesgefährdeten Menschen sollten auch Schwangere auf eine chromreiche Ernährung achten.

Meiden sollten Sie:
1) Gefäßgifte wie Alkohol und Nikotin. Jeder Alkohol führt zu vermehrter Harnsäurebildung. Harnsäure wiederum fördert eine Übersäuerung des Körpers und Bindegewebsschwäche. Alkohol behindert die Nieren bei der Harnsäureausscheidung. Verzichten Sie daher weitgehend auf alkoholische Getränke.
Nikotin verengt die Blutgefäße und führt zu Durchblutungs-störungen.

2) Salz und scharfe Gewürze. Verwenden Sie ausschließlich unsere einheimischen Gewürze.
Weißmehlprodukte und Zucker, auch Süßstoff.
Schweinefleisch (enthält Antibiotika, Hormone, Mastfutter) und Wurst. Wurst enthält Farbstoffe, Fette, Bindemittel usw. Sie brauchen sich nur die aufgedruckten Zutaten anschauen, dann wird

Ihnen der Verzicht nicht schwer fallen.

3) Meiden Sie gebratene, gepökelte und geräucherte Speisen.

Empfehlenswert zur Behandlung und Vorbeugung von Blähungen und Meteorismus (Blähbauch) sind:

Bevorzugen Sie kalorienarme, vitalstoffreiche, basische (basisch ist das Leben, sauer ist der Tod) und frische Lebensmittel. Lebensmittel geben uns Lebenskraft. Nahrungsmittel (Fertig- und Dosengerichte usw.) machen uns nur satt und belasten den Stoffwechsel mit unzähligen chemischen ("naturidentischen") Zusatzstoffen.

Kaltgepresste Pflanzenöle
Vollkornprodukte wegen der B-Vitamine (wichtig für den Nervenstoffwechsel), Salate und Gemüse.
Obsttage einlegen
Saftfasten, Rohkostfasten
Wöchentlich 1 Vollreistag (verwenden Sie ungeschälten Reis)
Nach 18 Uhr nichts mehr essen.

Gut sind Milchprodukte wie Sauermilch, Joghurt, Quark, Molke, Käse und frische Sahne. Hier auf einen niedrigen Fettgehalt achten. Fettarme Milchprodukte senken auch den Blutdruck.

Kefir reduziert die Menge der allergieauslösenden Antikörper im Blut und kann daher allergische Erscheinungen mildern. Milchprodukte (vor allem fettarme Sauermilchprodukte) sind gute Kalziumlieferanten. Calcium stärkt den Darm, die Nervenkraft, Zellmembranen und reduziert bei Allergikern die Histaminfreisetzung (Histamin verursacht die allergischen Beschwerden).

Trinken Sie zur Steigerung Ihrer Abwehrkraft 4 Wochen lang täglich 3 Tassen einer Teemischung aus 50 Prozent Schafgarbenkraut und 50 Prozent Kamille mit 1 Teelöffel gutem Honig.

Täglich 2 Teelöffel reines Kakaopulver auf 1 Tasse heißes Wasser trinken. Der Kakao wirkt wie der Aspirinwirkstoff Acetylsalicylsäure blutverdünnnend. Das ist wichtig für eine gute Durchblutung des Körpers.

Empfehlenswerte vitaminhaltige und mineralstoffreiche Lebensmittel: Vollkorn-Dinkelprodukte, Vollreis, Hirse, Mais, Buchweizen, Grünkern, Weizenkeime, Obst, Fruchtsäfte, Trockenobst, Gemüse, Sauerkraut, Pilze, Hülsenfrüchte (Erbsen, Bohnen, Linsen), Sojabohnen, alle Nußarten und Eier.

Das Essen mit anregenden Kräutern würzen: Lorbeer, Thymian und Muskat erhöhen die Körpertemperatur und stärken somit die Abwehrkräfte.

Kalzium
Kalzium ist wichtig für den Säure-Basenhaushalt, die Knochen, den Darm, gesunde Haut und Muskeln. Gespeichert wird es in den Knochen. Calcium wird aus dem Dünndarm ins Blut aufgenommen. Pro Tag benötigt unser Skelett rund 1 bis 1,2 Gramm des Knochenminerals Kalzium.

Das entspricht einem Joghurt, zwei Scheiben Hartkäse oder vier Gläsern Milch. Auch Brokkoli, Grünkohl, Hülsenfruechte, Porree, Fenchel und Vollkornprodukte (am besten aus Dinkel) enthalten viel Kalzium.

Nahrungsmittel mit einem hohen Phosphatgehalt vermindern die Aufnahme von Calcium aus dem Darm. Während Milchprodukte ein günstiges Verhältnis von Calcium und Phosphat aufweisen, enthalten beispielsweise Fleisch- und Wurstwaren viel Phosphat, aber kaum Calcium.

Da Phosphat neben Kalzium ein wichtiger Baustein für die Muskeln und Nerven ist, kommt es bei der Ernährung nicht darauf an, Phosphat generell zu meiden, sondern einen Phosphatüberschuss zu verhindern. Der Verzehr von phosphatreichen Lebensmitteln wie Fleisch- und Wurstwaren,

Schmelzkäse und Colagetränken sollte daher eingeschränkt werden.

Organische Säuren wie die Oxalsäure (z. B. in Rhabarber, Spinat und Mangold) binden Calcium im Darm und können so die Aufnahme von Calcium verringern. Durch Erhitzen der Nahrungsmittel werden solche Säuren jedoch inaktiviert.

Auch mehrfach ungesättigte Fettsäuren sind wichtig zur Behandlung und Vorbeugung von Blähungen und Meteorismus (Blähbauch). Mehrfach ungesättigte Fettsäuren stärken den Darm, die Blutgefäße, das Immunsystem, mindern die Blutfettwerte, unterstützen den Stoffwechsel, reduzieren das Herzinfarktrisiko und senken den Blutdruck.

Ungesättigte Fettsäuren spalten Verdauungsenzyme besser auf, beschleunigen den Transport von Cholesterin und senken das Risiko für Herz-Kreislauferkrankungen. Hauptsächlich stecken sie in pflanzlichen Ölen, z. B. in Olivenöl, Macadamianüssen und Avocados.

Bevorzugen Sie Nahrungsmittel mit rechtsdrehender Milchsäure zum Aufbau einer gesunden Darmflora (enthalten in Bio-Milchprodukten). Eine intakte Darmflora (Darmbakterien) ist wichtig für den Stoffwechsel, ein starkes Hormon- und Immunsystem sowie zur Vorbeugung und Behandlung von Blähungen und Meteorismus.

Machen Sie zur Entschlackung Ihres Körpers eine Schrothkur, eine Franz Xaver Mayr-Kur oder eine Fastenkur nach Buchinger (Fachliteratur gibt es im Buchhandel).

Ausschwemmend wirkt ein Frischpress-Saft aus Sellerie (Apium graveolens): Geben Sie 5 Esslöffel auf einen halben Liter natriumarmes Mineralwasser oder Buttermilch. Morgens und mittags einen halben Liter trinken. Sellerie enthält viel Vitamin C zur Stärkung der Abwehrkräfte.

Vermeiden Sie Heißhungerattacken: Trinken Sie jede halbe Stunde 1 Glas Wasser abwechselnd mit einem dicken Saft (Bananen-, Birnen- oder Gemüsesaft) ohne Zucker und Süßstoff. Süßstoff ist Betrug am Körper.

Basen-Smoothie für zwischendurch:
Pürieren Sie Avocados, Kiwis und Beeren oder Gemüse.
Trinken Sie täglich einen halben Liter Rote Beete-Saft oder einen halben Liter Kartoffelpreßsaft.

Geniessen Sie täglich vormittags oder nachmittags als Zwischenmahlzeit einen Natur-Joghurt gemischt mit 1 Esslöffel Sanddornsaft vormittags oder mit 1 Esslöffel Heidelbeersaft am Nachmittag.

Nach der TCM (Traditionelle Chinesische Medizin) wirken stoffwechselanregend, energiespendend, erwärmend, abwehrsteigernd und organfunktionsverbessernd: Geflügel, Lauch, Zwiebel, Knoblauch, Rettichsalat und Meerrettich. Rettich enthält das antibakterielle Senföl und Raphanol, regt den Darm an und verhindert das Wachstum von Fäulnisbakterien (diese schwächen die Darmflora).

Die chinesische Ernährungslehre empfiehlt bei niedrigem Blutdruck drei warme Mahlzeiten am Tag, zu denen wärmender Ingwertee (1/3 Teelöffel Ingwerpulver pro Tasse) getrunken wird. Niedriger Blutdruck ist oft die Folge einer Schilddrüsenunterfunktion, die wiederum eine Übersäuerung des Körpers, Gewichtszunahme, Stoffwechsel- und Herzschwäche begünstigt.

Nach chinesischem Verständnis ist bei Bluthochdruck das Gleichgewicht von Hitze und Kälte gestört. Deshalb kühlende Lebensmittel wie Gurken, Salate, Zucchini, Sellerie, Tomaten, Tofu usw. verzehren. Als Getränk eignet sich Grüner Tee und Pfefferminztee.

Die klassische Naturheilkunde ist der Meinung, daß dem Menschen jene Lebensmittel am besten bekommen, welche aus seinem Lebensraum stammen und entsprechend der Jahreszeit gerade verfügbar sind. Auch ich bin der Meinung, daß man z. B. als Nordeuropäer im Januar nicht unbedingt Erdbeeren aus Südafrika und Weintrauben aus Chile essen muß.

Man soll nie zuviel essen. Der Mensch lebt nicht von dem, was er ißt, sondern was der Magen verdaut. Nehmen Sie sich Zeit zum Essen und kauen Sie jeden Bissen 20mal, denn der Magen hat keine Zähne. Warten Sie mit der Mahlzeit, bis sich der Alltagsstreß gelegt hat.

Lassen Sie lieber eine Mahlzeit ausfallen, bevor Sie etwas hastig in sich hineinschlingen müssen. Außerdem leben wir nicht mehr in der Steinzeit, wo jeder Stammesgenosse in kürzester Zeit möglichst viel vertilgen mußte, weil sonst nichts mehr für ihn übrig war. Unser Magen läßt sich bis zu 20 Minuten Zeit (stammt auch noch aus der Steinzeit), bis er dem Gehirn eine „Ich-bin-prall-und-satt-Meldung" zukommen läßt.

Die Verdauungsarbeit kostet unseren Körper viel Kraft und Energie. Diese fehlen dann zur Stärkung des Nerven-, Hormon- und Immunsystems. Sicher verstehen Sie jetzt, warum korpulente Menschen krankheitsanfälliger sind als Normalgewichtige.

Zur Stärkung des Darmes, der Nervenkraft und des Immunsystems spielt die richtige Ernährung eine große Rolle. Nur so kann unser Stoffwechsel seine Arbeit optimal erfüllen und alle Zellen mit den nötigen Nährstoffen, Vitaminen und Mineralien versorgen.

Vegetarische Eisenlieferanten zur Behandlung von Blähungen

Eisen ist wichtig für eine gesunde Darmschleimhaut und ein Spurenelement. Mangelerscheinungen sind Darmbeschwerden, Unverträglichkeiten, Kopfschmerzen, Herzschwäche, Hautkrankheiten, depressive Verstimmungen, Rheuma, Müdigkeit, Schwindel, Haarausfall, Infektanfälligkeit, Blässe, Frösteln und verminderte körperliche Leistungsfähigkeit.

Schlecht in Ernährungsfragen informierte Vegetarier leiden häufig an einer Anämie. Gerade in tierischen Lebensmitteln und rotem Fleisch steckt das meiste Eisen (Hämeisen). Aber auch Vegetarier können dem Eisenmangel mit Hilfe von pflanzlichen Lebensmitteln vorbeugen.

Eisen (Ferrum, Fe) ist ein Bestandteil des roten Blutfarbstoffs Hämoglobin. Dieses bindet den Sauerstoff aus der Lunge im Blut und transportiert ihn zu den Organen. Diese benötigen den Sauerstoff, um optimal arbeiten zu können. Herz und Gehirn sind die wichtigsten Großverbraucher.

Im Gehirn spüren wir einen Eisenmangel besonders schnell. Wir haben Kopfschmerzen, können uns nicht konzentrieren und sind schnell erschöpft. Außerdem ist Eisen Bestandteil des Muskelfarbstoffs (Myoglobin), der dem Muskel als Sauerstoffspeicher dient und Baustein vieler Enzyme, die an der Energiegewinnung beteiligt sind.

Die Mär vom Spinat: Zuerst möchte ich mit einem großen Irrtum aufräumen. Spinat ist nicht die Wunderwaffe gegen Eisenmangel. Er gilt zu Unrecht als besonders eisenhaltig. Ein verrutschtes Komma verhalf ihm zu diesem unverdienten Ruhm. Zwar ist das Kraut deshalb noch lange nicht ungesund, doch in der Top Ten der stärksten Eisenlieferanten hat er nichts zu suchen.

Reichlich Eisen enthalten:

Kupferreiche Lebensmittel unterstützen den Stoffwechsel, steigern die Abwehrkraft und fördern die Bildung von Bindegewebe, Knochen, starken Blutgefäßen, Gelenken und Muskeln sowie die Aufnahme von Eisen im Körper. Eisen wiederum ist wichtig für einen intakten Stoffwechsel, gesunde Nerven, eine gute Durchblutung, ein starkes Hormon- und Immunsystem sowie zur Behandlung und Vorbeugung von Blähungen und Meteorismus (Blähbauch).

Kupfer ist Bestandteil vieler Enzyme und enthalten in Sonnenblumenkernen, Zuckerschoten, Champignons, Avocados, Linsen, Erbsen, roten Bohnen, Nüssen und frischen Datteln. Der Tagesbedarf liegt bei 2 bis 5 mg.

Vitamin C fördert die Eisenaufnahme. Schwarzer Tee, Kaffee und Cola wirken dagegen hemmend. Bei einer ausgewogenen Ernährung gleichen sich die hemmenden und fördernden Faktoren aus. Wer also viel Kaffee oder Cola trinkt, sollte bedenken, daß der Eisenspiegel langfristig darunter leiden kann.

Reich an Eisen sind Rindfleisch, Fisch, Kaviar, Eier, Getreide, Vollkornprodukte, Samen und Gemüse.

Hervorragende pflanzliche Eisenlieferanten sind außerdem Löwenzahn, Feldsalat, Sauerampfer, Lauch, Brennesseln, rohes Sauerkraut, Karotten (Möhren), Thymian, Majoran, Oregano, Kürbiskerne, Mais, Sonnenblumenkerne, Petersilie, grüne Minze, Schnittlauch, Sauerampfer, Blutwurz, Schafgarbe, Melisse, Spitzwegerich, Eisenkraut, Lungenkraut, Erdbeere, Hauhechel, Habichtskraut, Brombeere, Frauenmantel, Silbermantel, Wegwarte, Waldmeister, Nußblätter und Weinrebenblätter. Eisenhaltige Früchte sind Aprikosen (auch als Trockenfrüchte), Äpfel, Feigen und Mandeln.

Hülsenfrüchte und Nüsse: Hülsenfrüchte wie weiße Bohnen, Kichererbsen, Linsen oder Sojabohnen enthalten viel Eisen. Dasselbe gilt für Nüsse. Sie enthalten neben Eisen noch B-Vitamine und Vitamin E sowie reichlich Zink und Magnesium. Ganz an der Spitze befinden sich Mandeln, Haselnüsse und Pistazien.

Rote-Beete und Rote-Beete-Saft: Nicht umsonst schwören viele Leistungssportler auf Rote-Beete-Saft. Abgesehen davon, dass er das Immunsystem durch den enthaltenen Pflanzenstoff Betanin stärkt und die Zellatmung aktiviert, enthält er auch Vitamine der B-Gruppe (wichtig für das Immunsystem, Herz und Nerven) und eine relativ hohe Eisenmenge. Der rote Farbstoff Betanin umschließt Bakterien, Pilze und Viren und macht diese inaktiv.

Das Gemüse ist gut fürs Herz, denn es senkt den Blutdruck. Schon 250 ml (Milliliter, ein Viertelliter) täglich reichen aus, um den Blutdruck zu senken. Rote Beete, auch als Saft, ist gut für die Verdauung.

Haferflocken: Unbehandelte Vollkorn-Haferflocken enthalten nicht nur jede Menge Ballaststoffe, sondern auch Eisen. Die schonenden Herstellungsmethoden tragen dazu bei, dass nur wenige Vitamine während der Produktion verloren gehen. Haferflocken enthalten außerdem viel Arginin für ein starkes Hormon- und Immunsystem. Ob im Obstsalat oder Müsli, sie eignen sich bestens zur Vorbeugung von Eisenmangel-erscheinungen.

Sesam und Mohn: Auch Ölsaaten wie Sesam und Mohn enthalten jede Menge Eisen. Sie passen gut in diverse warme Speisen oder in Müsli und Salat.

Zuckerrübensirup: Der eingedickte Rübensaft ist ein gutes Mittel zur Vorbeugung eines Eisenmangels. Ersetzen sie doch einfach mal die Marmelade auf dem Frühstücksbrot durch den herbsüßen Sirup. Aber auch in Joghurt, Obstsalat oder Gemüsepfannen macht sich die Zuckerrübe geschmacklich hervorragend.

Nahrungs(hilfs)mittel zur Eisenaufnahme:

Damit das Eisen aus pflanzlichen Produkten auch in größtmöglicher Menge im Magen-Darm-Trakt aufgenommen wird, empfielt sich der gleichzeitige Verzehr Vitamin C-haltiger Früchte oder Säfte. Vitamin C ist sehr wichtig zur Vorbeugung und Behandlung von Darmentzündungen. Besonders roter Paprika ist empfehlenswert.

Beachten Sie bitte, dass Vitamin C beim Kochen zerfällt, weshalb die Produkte möglichst roh verzehrt werden sollten.

Schwarzer Tee, Kaffee und Cola wirken dagegen hemmend auf die Eisenresorption. Wer viel Kaffee oder Cola trinkt, sollte bedenken, das der Eisenspiegel langfristig darunter leidet. Darüber hinaus gibt es aber auch Eisenaufnahmestörungen.

Die Ursache können Medikamente (Magensäurepuffer, Abführmittel) und bestimmte Krankheiten sein. Schwangerschaft und Stillzeit führen ebenfalls zu Eisenmangel.

Dieser Heiltee unterstützt die Eisenaufnahme:
25 g Brennesselkraut, 25 g Beinwellkraut, 30 g Schafgarbenkraut, 20 g Wermutkraut
2 Teelöffel mit 250 ml Wasser überbrühen, 10 Minuten zugedeckt ziehen lassen, abseihen. 6 Wochen lang 3 Tassen täglich trinken.

Bewährte Hausmittel bei einem Eisenmangel (Anämie, Blutarmut):

1) Geben Sie 1 Esslöffel guten Honig in 125 ml besten Rotwein. Morgens und abends 1 Glas trinken. Dazu jeweils 3 Tabletten von Schüsslersalz (Biochemie) Nr. 3 Ferrum phosphoricum D12 im Mund zergehen lassen.

2) Einige Nägel in einen Apfel stechen, 24 Stunden stecken lassen, dann entfernen. Täglich 1 Apfel essen.

Essener Brot zur Vermeidung von Blähungen - Rezepte zur Herstellung

Aus langjährigen Therapieerfahrungen heraus erlebt man es immer wieder, daß die heute üblichen Brotsorten (Weizen, Roggen) nicht vertragen werden und zu Blähungen führen. Als Grund dafür werden die Gehalte an Gluten und Phytinsäure vermutet, die in diesen Getreidesorten enthalten sind. Oftmals geht es dem Patienten besser, wenn er die genannten Getreidesorten meidet.

Das alleinige Weglassen von Gluten (glutenfreie Brotsorten) genügt oftmals nicht, um die Beschwerden zu mindern. Inzwischen ist bekannt, daß durch Ankeimen der Getreidekörner das Gluten und die Phytinsäure inaktiviert werden können.

Interessant ist die Information, daß der Essäer Orden schon vor über 2000 Jahren ein Brot aus angekeimten Körnern hergestellt hat. Eine Spezialität der Essäer war das nach ihnen genannte Essener Brot, welches 6 bis 7 Stunden lang als Fladenbrot an der Sonne getrocknet wurde. Da dieses mühsam hergestellte Brot sehr hart und trocken ist, empfehle ich ein modifiziertes Essener Brot, was eher der heutigen Zeit angepaßt ist.

Die Zubereitung von modifiziertem "Essener Brot":
Grundvoraussetzung ist, daß nur gekeimtes Getreide verwendet wird.

Keimen von Getreide für 1 Brot:
430 g Getreide, z. B. Weizen oder Dinkel, lassen wir abgedeckt in 1,5 l kaltem Wasser 12 Stunden stehen. Anschließend wird es auf ein Sieb geschüttet.
Zum Keimen nehmen Sie am besten 4 x 2 Liter Einmachgläser, worin man das Getreide verteilt. Mit der Öffnung nach vorne und am Ende etwas angehoben wächst nach etwa 48 Stunden ein Keim in Getreidekornlänge heran.
Wichtig dabei ist, daß Sie das Getreide 2mal täglich abspülen.
Anschließend wird das Getreide auf 4 flache Behältnisse verteilt (z. B. auf Backofenbleche) und man läßt es bis auf 400 g Gewicht

trocknen. Das Trocknen des Getreides dauert cirka 3 Tage. Das Getreide ist nun mahlfertig.

Rezept Nr. 1

Die Zutaten: 400 g gekeimter Weizen oder Dinkel fein geschrotet, 150 g Mais fein geschrotet, 50 g Maisstärke, 50 g Hefe, 10 g Backpulver, 400 ml lauwarmes Wasser, 1 Teelöffel Meersalz, 2 Esslöffel Sesam, 20 g Sonnenblumenkerne, 2 Teelöffel ganzer Kümmel

Die Herstellung: Alle trockenen Zutaten werden gut vermischt. Man gibt sie auf eine saubere Arbeitsplatte und bereitet in der Mitte eine Mulde. Warmes Wasser und die Hefe werden aufgerührt und in die Mitte der Mischung gegeben. Dann verknetet man alles zusammen etwa 10 Minuten lang zu einem Teig, den man zu einer 30 cm langen Rolle formt. Diese Rolle gibt man in eine mit Maisstärke ausgepuderte Kastenform und läßt das Brot 1 Stunde bei 50° C gehen. Gebacken wird das Brot bei einer Temperatur von 200° C. Man stellt neben die Backform ein Gefäß mit Wasser in den Ofen.

Rezept Nr. 2 Dattel-Ahorn-Brot

Die Zutaten: 400 g gekeimter getrockneter Dinkel fein geschrotet, 130 g Maisgrieß, 65 g Maisstärke, 30 g frische Hefe, 1 Teelöffel Süßholz gemahlen, 3 g Meersalz, 100 g Datteln entsteinen und vierteln, 40 g Ahornsirup, 350 ml Wasser

Die Herstellung: Alle trockenen Zutaten werden gut vermischt. Hefe in handwarmem Wasser auflösen und unter die Mischung geben. Das Ganze mit dem Ahornsirup und den Datteln ca. 10 Minuten gut verkneten (Handrührgerät). Den Teig in eine Königskuchenform geben und ca. 40 Minuten an einem warmen Ort abgedeckt gehen lassen.

Die Backzeit beträgt etwa 50 Minuten bei 190° C. Man stellt neben die Backform eine Tasse Wasser.

Heilfasten hilft bei Blähungen

Zu Beginn einer Änderung Ihrer Essgewohnheiten unterstützt das Heilfasten Ihren Körper bei der Stoffwechselumstellung. Es fällt anschließend leichter, aus eingefahrenen Verhaltensmustern auszubrechen. Fasten heißt nicht nur auf Essen zu verzichten, sondern auch für diese Zeit Dingen wie Fernsehen, Rauchen oder Alkohol zu entsagen.

Beim Fasten kann man wunderbar abschalten und bekommt den Kopf frei. Es gilt, sich in dieser Zeit auf die wesentlichen Dinge im Leben zu besinnen. Kräutertees, Obst- und Gemüsesäfte sowie Gemüsebrühe sind dann ihre einzige Nahrung.

Wer sich zum Heilfasten entschließt, sollte sich vorher die Erlaubnis vom Arzt einholen. Denn wer fasten will, muß gesund und belastbar sein. Patienten mit Leber- oder Nierenschäden, Magersucht sowie Schwangeren und Stillenden ist vom Fasten abzuraten.

Auch bei Menschen, die regelmäßig Medikamente einnehmen, ist Vorsicht geboten, denn eventuell eingenommene Abführsalze spülen die Medikamente vorzeitig wieder aus dem Körper und vermindern so deren Wirkung.

Die Selbstheilungskräfte des Körpers werden beim Heilfasten aktiviert: Wenn der Körper keine Nahrung bekommt, greift er die eigenen Energiereserven an. Zunächst werden die in Muskeln und Leber gespeicherten Kohlenhydrate verbraucht. Anschließend greift der Organismus auf die körpereigenen Eiweiß- und Fettreserven zurück. Diese Prozesse dienen der inneren Reinigung.

Durch Veränderungen im Hormonhaushalt kann es beim Fasten nach etwa drei Tagen zu Ausgelassenheit, Euphorie oder auch einem erhöhten Ruhebedürfnis kommen. Die Erklärung: Der Körper schüttet Glückshormone aus, was zu innerer Harmonisierung und Zufriedenheit führt.

Und so funktioniert es:

Tag 1 – Entlastungstag

Alkohol, Kaffee, schwarzer Tee und Süßigkeiten sind ab jetzt tabu. Die Mahlzeiten sollten leicht und klein sein. Trinken Sie mindestens zwei Liter Wasser ohne Kohlensäure, Kräutertees oder Saftschorle. Verzichten Sie auf Fettiges und Fleisch, greifen Sie zu Obst, Gemüse und Vollkorn.

Wichtig: Die letzte feste Nahrung darf kein tierisches Eiweiß (auch keine Milch, Käse und Eier) enthalten.

Tag 2 – Fastentag

Trinken Sie morgens 1/4 Liter Kräutertee. Anschließend beginnen Sie mit dem Abführen durch Glaubersalz: Lösen Sie 30 g in einem halben Liter lauwarmem Wasser auf und trinken Sie es möglichst zügig. In den nächsten drei Stunden kommt es zu mehreren durchfallartigen Entleerungen. Klappt das nicht, kann mit einem Einlauf nachgeholfen werden.

Trinken Sie mittags Gemüsebrühe, abends Kräutertee, Gemüsesäfte oder mit Wasser verdünnte Obstsäfte.

Nehmen Sie im Laufe des Tages mindestens 2,5 Liter Flüssigkeit zu sich.

Tag 3 bis 9 sind Fastentage

Beginnen Sie morgens mit Tee, trinken Sie mittags Gemüsebrühe und abends Tee und Säfte. Verwöhnen Sie sich mit entspannenden Basen-Bädern oder Duschen mit einer Bürstenmassage.

Leichtes Yoga und ein täglicher Spaziergang regen die Verdauung an.

Tag 10 – Aufbautag

Gewöhnen Sie Ihren Körper langsam wieder an feste Nahrung. Essen Sie gegarte Gemüse- und Getreidegerichte, auch Milchprodukte sind in Maßen erlaubt.

Wichtig: Kauen Sie gründlich und essen Sie nur, bis der Hunger weg ist.

3. Naturheilkunde
Blähungen behandeln mit Heilpflanzen

Im Rahmen der naturheilkundlichen Behandlung von Blähungen und Meteorismus (Blähbauch) dienen Entgiftungs- und Ausleitungstherapien der Aktivierung des Hormon- und Immunsystems, der Durchblutung und damit der Stärkung der körpereigenen Abwehrkraft, der Verdauungsorgane und des Stoffwechsels (Metabolismus).

Pflanzliche Zubereitungen regen die Leber-Galle-Funktionen, die Bauchspeicheldrüse und Nieren an. Sie reinigen den Körper und scheiden die gelösten Stoffwechselschlacken, Säuren und Toxine (Gifte) über den Darm, die Harnwege, Lunge und Haut aus.

Trinken Sie deshalb während Ihrer Behandlung tagsüber einen Nierentee und abends einen Lebertee zur Stärkung des Immunsystems und des Stoffwechsels, damit das Blut und Bindegewebe gereinigt und die Giftstoffe, Säuren und Stoffwechselendprodukte schnell ausgeschieden werden.

1) Leber- und Entsäuerungstee:
Semen Cardui marianae 50.0 (Mariendistel), Rhizoma Tormentillae 15.0 (Blutwurz), Radix cum Herba Taraxaci 30.0 (Löwenzahnwurzel und Kraut), Fructi Anisi (Anis) 20.0, Fructi Foeniculi (Fenchel) 20.0, Folia Menthae crispae (Krausenminze) 15.0
1 Esslöffel auf 250 ml Wasser, 8 Stunden tagsüber kalt ansetzen, 3 Minuten kochen, 10 Minuten zugedeckt ziehen lassen, abseihen. Abends trinken

2) Nierentee zur Kräftigung der Harnorgane und zur Anregung der Ausscheidung von Stoffwechselschlacken, Säuren und Toxinen über die Harnwege:
Folia Betulae (Birkenblätter) 30.0, Herba Urticae (Brennesselkraut) 30.0, Herba Equiseti (Zinnkraut) 20.0, Herba Virgaureae (Goldrutenkraut) 20.0
2 Teelöffel auf 1 Tasse (250 ml), mit heißem Wasser übergießen, 10

Minuten zugedeckt ziehen lassen, abseihen. 3 Tassen tagsüber trinken.

3) Wenn Sie an einer Allergie leiden (häufig die Ursache von Blähungen), wechseln Sie bitte täglich die beiden oben erwähnten Tees mit einem Allergietee, um den Körper für die Behandlung zu sensibilisieren:
Radix Imperatoriae (Meisterwurz) 20 g, Radix Pimpinellae (Bibernellwurzel) 20 g, Herba Euphrasiae (Augentrost) 10 g, Herba Rutae hortensis (Gartenraute) 30 g, Rhizoma Graminis (Queckenwurzelstock) 10 g, Herba Absinthii (Wermut) 10 g
2 Esslöffel auf 500 ml Wasser, 8 Stunden über nacht kalt ansetzen, anschließend 2 Minuten aufkochen, 10 Minuten zugedeckt ziehen lassen, abseihen. Tagsüber trinken

Achten Sie auf eine ausreichende Flüssigkeitszufuhr (Wasser ohne Kohlensäure, Tee, ungesüßte Säfte). So bleibt das Blut dünnflüssig und der Stoffwechsel kann optimal funktionieren. Bei einer Herz- oder Nierenerkrankung sollte die Trinkmenge mit dem Arzt absprochen werden.

So errechnen Sie Ihren täglichen Flüssigkeitsbedarf: Multiplizieren Sie Ihr Körpergewicht in Kilo mit 4 und dividieren Sie die Summe durch 100. Das Ergebnis zeigt Ihren täglichen Flüssigkeitsbedarf in Litern ohne körperliche Anstrengung, wobei alkoholische Getränke nicht zählen.

Hierfür ein Beispiel: Sie wiegen 80 kg. Also 80 mal 4 geteilt durch 100. Sie benötigen somit täglich etwa 3,2 Liter Flüssigkeit.

Die Nieren können harnpflichtige Stoffwechselendprodukte nur ausscheiden, wenn sie genügend Flüssigkeit zur Verfügung haben. Wenn Sie Sport treiben, brauchen Sie noch deutlich mehr Flüssigkeit. Das Wasser regt die Ausscheidung von Säuren, Giftstoffen und Abbauprodukten des Stoffwechsels an. Diese fördern eine Übersäuerung des Körpers, Erkrankungen des Darmes, Herz-Kreislauferkrankungen, chronische Beschwerden und Entzündungen.

So werden auch Schmerzen im Darm gemildert. Ausserdem verhindert es Hunger. Nur wenn der Körper genügend Flüssigkeit zur Verfügung hat, lassen die Zellen überschüssiges Wasser wieder frei. Das Meiste bis zum Nachmittag trinken und abends möglichst wenig, um nachts die Blase zu entlasten.

Basisches Heilwasser mit mehr als 1300 Milligramm Hydrogencarbonat (siehe Etikett) pro Liter hemmt die Aufnahme von Cholesterin und Fetten ins Blut. Diese fördern Übergewicht, eine Übersäuerung des Körpers, Erkrankungen des Herz-Kreislaufsystems, des Stoffwechsels und Hormonsystems. Davon trinkt man täglich 1 Liter. Das senkt auch gleichzeitig den Blutdruck.

Ein ausgeglichener "Säure-Basenhaushalt" ist die Grundlage jeder Behandlung und Vorbeugung von Blähungen und Meteorismus, vielen anderen Erkrankungen sowie für unser Wohlbefinden und unsere Gesundheit. Machen Sie deshalb begleitend zu Ihrer Behandlung 6 Wochen lang zur Regulierung Ihres Säure-Basen-Haushaltes eine Entsäuerungskur mit folgendem Rezept (Apotheke) für ein Entsäuerungspulver:

320 g Natriumhydrogenkarbonat
50 g Kalium hydrogencarbonat
70 g Calciumcitrat
40 g Calciumphosphat
20 g Magnesiumcitrat
M. f. pulv. S. Täglich um 10 Uhr vormittags und um 16 Uhr nachmittags 1 Teelöffel in 250 ml lauwarmem Wasser auflösen und langsam trinken. Zusätzlich täglich 2-3 Liter Wasser ohne Kohlensäure trinken. Dazu Natron (Natrium bicarbonat) oder Kaisernatron: Morgens und abends 1 Messerspitze in einem Glas Wasser trinken.

Auftretende Reaktionen - was im Körper nicht in Ordnung ist, macht sich eventuell bemerkbar - verschwinden nach kurzer Zeit wieder. Bei Verstopfung (Obstipation) trinken Sie die Mischung morgens sofort nach dem Aufstehen nüchtern.

Der Stoffwechsel ist bei an Blähungen und Meteorismus leidenden Menschen meist übersäuert. Nachstehend das Rezept für einen Entsäuerungstee:

Fenchel 40.0, Anis 20.0, Kümmel 10.0, Süßholz 10.0, Zinnkraut 20.0, Schafgarbenkraut 20.0, Birkenblätter 30.0

4 Teelöffel mit 750 ml kaltem Wasser ansetzen, 4 Minuten zugedeckt leicht köcheln, 15 Minuten zugedeckt ziehen lassen, absehen. Tagsüber schluckweise trinken.

Tipps für die richtige Teezubereitung:

1) Aufguß oder Infus: Die empfohlene Menge der Heilpflanzen wird mit heißem Wasser übergossen, anschließend zugedeckt, die angegebene Zeit (meist zwischen 5 und 15 Minuten) ziehen lassen, dann absehen.

2) Abkochung oder Dekokt: Die Droge wird mit der angegebenen Menge Wasser solange wie im Rezept angegeben gekocht. Man kann die Kräutermischung mit kaltem Wasser aufsetzen, zum Kochen bringen und dann kochen lassen oder man übergießt mit kochendem Wasser und läßt die angegebene Zeit weiterkochen. Anschließend absehen.

3) Kaltauszug oder Mazeration: Die Teemischung wird mit kaltem Wasser für die Dauer von 6 bis 8 Stunden zugedeckt angesetzt. Anschließend absehen. Vor dem Trinken kann der Kaltauszug auf Trinkwärme gebracht werden.

4) Kombiniertes Verfahren (KV): 2 Drittel der Teemischung werden mit 2 Dritteln der angegebenen Wassermenge als Kaltauszug angesetzt. Anschließend das letzte Drittel der Teemischung mit dem restlichen Drittel Wasser als Aufguß zubereiten. Zuletzt werden Kaltauszug und die heiße Zubereitung vereinigt.

Das kombinierte Verfahren eignet sich für kompliziert zusammengesetzte Rezepte, in denen alle Pflanzenteile verwendet werden.

Kraut, Blätter, Blüten und Samen bereitet man als Aufguß (Infus) oder Kaltauszug (Mazeration). Rinden, Wurzeln und Hölzer werden als Abkochung zubereitet.

Ackergauchheilkraut (Herba Anagallidis)
Blähungen und Meteorismus (Blähbauch)
Erhöhte Harnsäure- und Cholesterinwerte im Blut.
Fördert den Abbau von Harnsäure und Cholesterin.
Wirkt reinigend, ausschwemmend und anregend auf die
Gallenwege.
Bei Wassersucht (alter Ausdruck für Ödeme)
Zur Stärkung des Bindegewebes der Darmwände.
Bei Neigung zu Gallensteinen und Nierensteinen.
1 Esslöffel auf 1 Tasse (250 ml), 1 Minute köcheln, 15 Minuten zugedeckt ziehen lassen, abseihen. 2 Tassen über den Tag verteilt trinken.

Amberkraut (Herba Mari veri)
Blähungen und Meteorismus wegen Depressionen,
Nervenschwäche (Neurasthenie), Überlastung und Stress.
Durchblutungsstörungen, Arteriosklerose und Schwindel.
Amberkraut kräftigt das Lungengewebe. Dadurch verbessert sich die Sauerstoffaufnahme des Körpers.
Wirkt vegetativ ausgleichend
Niedriger Blutdruck
Schlafsucht und Wetterfühligkeit
Allgemeine Schwächezustände, Kopfschmerzen
Anämie (Eisenmangel, Blutarmut)
1 Teelöffel auf 1 Tasse (200 ml), mit heißem Wasser übergießen, 10 Minuten zugedeckt ziehen lassen, abseihen. Täglich 3 Tassen trinken.

Angelikasamen und Angelikawurzel (Semen Angelicae, Radix Angelicae)
Blähungen und Meteorismus (Blähbauch) wegen einer Schwäche der Verdauungsorgane und Umweltgiften.
Zur Stärkung des Immunsystems und der Abwehrkräfte des Darmes.

Aktivieren die Entschlackung des Körpers sowie die Ausscheidung von Ödemen (Flüssigkeitsansammlungen im Körpergewebe).
Fördern die Ausscheidung von Umweltgiften, Säuren und Toxinen.
Kräftigen die Verdauungsorgane (der größte Teil unseres Immunsystems liegt im Lymphgewebe der Darmschleimhaut) und fördern so die Aufnahme von Vitaminen und Mineralstoffen.
Stimulieren die Durchblutung des gesamten Bauchraumes.
Verkrampfungen im Bauch- und Brustraum (z. B. Atemnot oder Angina pectoris).
Stimulieren den Stoffwechsel, das Immunsystem und wirken krebsvorbeugend.
Regen die Durchblutung des Herzens an.
Wirken krampflösend, entspannend und kreislaufnormalisierend.
Angelika wirkt stärkend und ausgleichend auf das Nervensystem.
Altbewährt bei Anämie und zur Kräftigung eines geschwächten Menschen.
Bei Kopfschmerzen
Die Teezubereitung der Angelikasamen:
1 Teelöffel auf 1 Tasse heißes Wasser (250 ml), 15 Minuten zugedeckt ziehen lassen, abseihen. 2 Tassen täglich trinken.
Die Teezubereitung der Angelikawurzel (Radix Angelicae): 2 Esslöffel auf einen halben Liter Wasser, über Nacht zugedeckt kalt ansetzen, 1 Minute aufkochen, 10 Minuten zugedeckt ziehen lassen, abseihen, den Rest im Sieb kräftig ausdrücken. Tagsüber trinken

Anis (Fructi Anisi)
Blähungen und Meteorismus (Blähbauch)
1 Esslöffel auf 500 ml heißes Wasser, 15 Minuten zugedeckt ziehen lassen, abseihen, auspressen. Tagsüber schluckweise trinken.

Bärlappkraut (Herba Lykopodii)
Blähungen und Meteorismus (Blähbauch) wegen einer Leberschwäche und Übersäuerung des Körpers.
Erhöhte Cholesterin- und Harnsäurewerte
Bärlapp reguliert den Leberstoffwechsel und fördert den Gallefluß (wichtig zum Abbau von Cholesterin).
Chronische Bronchitis und Atemwegserkrankungen

Bei Blut im Urin wegen Harngrieß.

Schwindel

2 Esslöffel auf 500 ml heißes Wasser, 15 Minuten zugedeckt ziehen lassen, abseihen, auspressen. Tagsüber schluckweise trinken.

Basilikumkraut (Herba Basilici)

Blähungen und Meteorismus (Blähbauch) wegen einer Magenschwäche, Schwäche der Verdauungsorgane und Übersäuerung des Körpers.

Kräftigt Magen und Darm.

Zur Anregung des Stoffwechsels, Entsäuerung und Entgiftung des Köpers.

Erhöhter Cholesterin- und Harnsäurespiegel

Die Gewürzpflanze stimuliert die Verdauung, fördert die Ausscheidung von Säuren und senkt das Blutfett. Dafür sorgen Inhaltsstoffe wie beispielsweise Cineol, Thymol, Anethol, Kamper, Gerbstoffe und Flavonoide.

Bewährt bei Wetterfühligkeit, Depressionen, Schwindel, Schlafstörungen, Nervenschwäche und Überlastung (fördern Blähungen und Meteorismus).

Migräne und Kopfschmerzen

Husten und Bronchitis

Man kann die Blätter und Blütenspitzen auch zum Salat essen.

Das sogenannte Königskraut gilt als eines der gesündesten Küchenkräuter überhaupt. Es enthält viele ätherische Öle, die bekannt sind für ihre entzündungshemmenden und antibakteriellen Eigenschaften.

Basilikum enthält eine große Menge von E-Beta-Caryophyllene (E-BCP). E-BCP ist einer der wenigen Wirkstoffe, die im Körper Signale blockieren, die zu Arthritis (Gelenkentzündung) oder entzündlichen Magen- und Darmerkrankungen führen können.

Das enthaltene Vitamin A und das Beta-Carotin sind starke Antioxidantien. Sie schützen die Zellen und Blutgefäße vor Schäden durch freie Radikale und verhindern die Oxidation des Cholesterins im Blut. Erkrankungen der Blutgefäße, Arteriosklerose, Herzinfarkt und Schlaganfälle können so verhindert werden.

Weiterhin enthält Basilikum Flavonoide, die zusammen mit den

ätherischen Ölen ein antibakterielle Wirkung haben.
Basilikumblätter passen gut zu Tomatensalat oder als Pesto zu
Spaghetti. Dazu zerstampft man Basilikumblätter mit etwas
Olivenöl, Pinienkernen, Knoblauch, Pfeffer und Salz zu einer
Paste.
Stärkt die Nerven und beruhigt bei Ängsten.
Befreit von Stress, entspannt und hilft bei Migräne.
Basilikum stärkt die Intuition, zeigt uns andere Sehweisen und
Perspektiven auf.
Er hilft, Lösungen für Probleme zu finden.
2 Teelöffel auf 250 ml heißes Wasser, 10 Minuten zugedeckt ziehen
lassen, abseihen. 3 Tassen täglich trinken.

Beifußkraut (Herba Artemisiae)
Blähungen und Meteorismus (Blähbauch) der Frauen in den
Wechseljahren durch die hormonelle Umstellung.
Kräftigt die Verdauungsorgane (Magen, Leber,
Bauchspeicheldrüse) und den Darm.
Beifuß stärkt und reguliert das Immun- und Hormonsystem der
Frauen.
Wirkt krampflösend und ausgleichend auf das vegetative
Nervensystem.
Beruhigt die Magen- und Darmnerven.
Wetterfühligkeit, Depressionen und Durchblutungsstörungen
Bei Kopfschmerzen, Schwindel, niedrigem Blutdruck und
Nervenschwäche (Neurasthenie) der Frauen in den Wechseljahren.
Unterleibsblutungen der Frauen.
Ödeme (Flüssigkeitsansammlungen im Körpergewebe)
Stärkt die Leber und die Verdauungsorgane. Das ist wichtig zur
Behandlung und Vorbeugung von Blähungen und Meteorismus
sowie für ein intaktes Immunsystem.
Durchfall (Diarrhoe) wechselt mit Verstopfung (Obstipation
fördert unreine Haut und Hauterkrankungen)
Gastritis (Magenschleimhautentzündung) durch zuviel Magensäure.
Zur Vorbeugung von Demenz und Arteriosklerose.
1 Teelöffel auf 1 Tasse (200 ml), mit heißem Wasser übergießen, 10
Minuten zugedeckt ziehen lassen, abseihen. Täglich 3 Tassen
trinken.

Beinwellkraut (Herba Symphyti)
Bewährt zur Behandlung von Blähungen und Meteorismus (Blähbauch).
Darmblutungen und Darmgeschwüre
Schleimhaltiger Durchfall
Bei Magenblutung, Magenschleimhautentzündung und Magengeschwür.
Beinwell kräftigt den Magen und Darm.
Unterstützt und kräftigt den Dünndarm bei der Nährstoff- und Eisenaufnahme. Der größte Teil unserer Abwehrkräfte sitzt im Lymphgewebe der Darmschleimhaut.
Beinwell stärkt die Leber, das Bindegewebe der Darmschleimhaut, die Blutgefäße und den Stoffwechsel.
Immun- und Stoffwechselschwäche
Hilfreich zur Behandlung von Depressionen
Neurasthenie (Nervenschwäche) und körperliche Schwächezustände (fördern Blähungen).
Zur Stärkung des Immunsystems
Anämie (Eisenmangel, Blutarmut). Beinwell enthält Eisen und Vitamin B12 (wichtig für die Blutbildung).
Kräftigt die Milz (ein wichtiges Organ für die Behandlung einer Anämie und zur Stärkung des Immunsystems).
Beinwell stimuliert den Stoffwechsel der Knochen. Das ist wichtig für die Bildung der roten Blutkörperchen.
Demenz und Arteriosklerose wegen einer Schwäche der Leber.
Schwäche der Blutgefäße und des Bindegewebes.
Ödeme (Flüssigkeitsansammlungen im Körpergewebe) wegen einer Schwäche der Leber und des Bindegewebes.
Beinwell fördert den Blutfluss zur Leber und stimuliert die Regeneration des Lebergewebes.
Verhindert die Bildung von Plaques (Einlagerungen von Bindegewebe, Blutkörperchen, Cholesterin, Fettsäuren und Eiweißen - die Ursache von Alzheimer) in den Nervenverbindungen des Gehirns und in den Arterien.
Bei Senkungsbeschwerden der Frauen zur Stärkung von Bändern und Bindegewebe.
Kräftigt die Haare und fördert das Haarwachstum.

3 Esslöffel auf 750 ml heißes Wasser, 15 Minuten zugedeckt ziehen lassen, abseihen. Tagsüber trinken

Berberitzenfrüchte (Sauerdorn, Fructi Berberidis vulgaris)
Blähungen und Meteorismus (Blähbauch) wegen einer Übersäuerung des Körpers sowie einer Schwäche der Leber und Nieren.
Gicht und erhöhter Harnsäurespiegel
Bei Durchblutungsstörungen und Ödemen (Flüssigkeitsansammlungen im Körpergewebe) wegen einer Schwäche der Leber und der Nieren.
Berberitze wirkt leber- und nierenstärkend.
Bei Neigung zu Gallensteinen und Uratsteinen (Steine in den Harnwegen).
Berberitze wirkt leicht abführend und hilft bei Verstopfung.
1 Teelöffel auf 1 Tasse (250 ml) Wasser, 1 Minute köcheln, 10 Minuten zugedeckt ziehen lassen, auspressen. 3 Tassen täglich trinken.

Betonienkraut (Herba Betonicae)
Blähungen und Meteorismus (Blähbauch) wegen Nervenschwäche und Überlastung.
Blutungen und Entzündungen der Darmschleimhaut.
Kopfschmerzen, Wetterfühligkeit, Depressionen und Schlaflosigkeit.
Schwindel und Demenz mit Störungen der Bewegungsabläufe.
Lähmungserscheinungen
Hypotonie (niedriger Blutdruck) und Kreislaufstörungen
Wechseljahresbeschwerden der Frauen im Klimakterium
Blutungen und Veränderungen an der Gebärmutter
Gastritis und Magengeschwüre mit Blutungen
Husten und Bronchitis - Betonienkraut wirkt schleimverdünnend, schleimlösend und entkrampft die Bronchien.
1 Teelöffel mit 1 Tasse heißem Wasser (200 ml) übergießen, 10 Minuten zugedeckt ziehen lassen, abseihen. 3 Tassen täglich trinken.

Bittere Kreuzblume (Kraut)
Blähungen und Meteorismus (Blähbauch) wegen einer Magen- und Darmschwäche.
Gicht und erhöhte Harnsäurewerte im Blut (Hyperurikämie).
Zur Anregung der Verdauungsorgane, des Stoffwechsels, der Entgiftung und Entschlackung des Körpers.
1 Teelöffel auf 1 Tasse (200 ml), mit heißem Wasser übergießen, 10 Minuten zugedeckt ziehen lassen, abseihen. Täglich 3 Tassen trinken.

Bittersüßkraut
Blähungen und Meteorismus (Blähbauch) wegen zu wenig Verdauungssäften.
Stärkt den Magen und Dünndarm.
Fördert die Bildung von Verdauungssäften.
Zur Anregung des Stoffwechsels, Entsäuerung und Entgiftung des Körpers.
1 Teelöffel auf 1 Tasse (200 ml), mit heißem Wasser übergießen, 10 Minuten zugedeckt ziehen lassen, abseihen. Täglich 3 Tassen trinken.

Blasentang (Fucus vesiculosus)
Blähungen und Meteorismus (Blähbauch) wegen einer Unterfunktion der Schilddrüse (bewirkt eine Stoffwechselschwäche).
Ödeme (Flüssigkeitsansammlungen im Körpergewebe) und Immunschwäche wegen einer Schilddrüsenunterfunktion. Die Schilddrüse reguliert den gesamten Stoffwechsel.
Blasentang normalisiert und stärkt die Schilddrüse.
Demenz und Arteriosklerose
Jodhaltig - nicht anwenden bei einer Überfunktion der Schilddrüse.
1 Teelöffel auf 1 Tasse (200 ml), mit heißem Wasser übergießen, 10 Minuten zugedeckt ziehen lassen, abseihen. Täglich 2 Tassen trinken.

Bockshornkleesamen (Semen Foenu graeci)
Blähungen und Meteorismus (Blähbauch) wegen einer Schwäche der Verdauungsdrüsen.
Hilft bei Verstopfung (Obstipation).
Bockshornkleesamen stimulieren die Verdauung.
Gastritis und Magengeschwür
Wirkt entzündungswidrig auf die Schleimhaut von Magen und Darm.
Bildet einen Schutzschleim auf der Magen- und Darmschleimhaut.
Immunschwäche und Erschöpfungszustände
Anämie (Eisenmangel, Blutarmut)
Kreislaufschwäche und niedriger Blutdruck (Hypotonie)
Durchblutungsstörungen, Arteriosklerose, Demenz und Schwindel
Immer wiederkehrende Erkrankungen
Erhöhte Cholesterin- und Blutfettwerte
Bockshornkleesamen kräftigen das Immunsystem und den Stoffwechsel.
2 Teelöffel mit 1 Tasse (250 ml) heißem Wasser überbrühen, 10 Minuten zugedeckt ziehen lassen, abseihen. 3 Tassen täglich trinken.

Buchweizenkraut
Sehr hilfreich bei Blähungen und Meteorismus (Blähbauch).
Entzündungen der Darmschleimhaut
Zur Kräftigung der Blutgefäße und des Bindegewebes der Darmschleimhaut.
Buchweizen verbessert die Blutzirkulation in den kleinsten Arterien und Venen. Dadurch wird der Körper besser mit Sauerstoff und Nährstoffen versorgt sowie die Säuren und Schlacken im Gewebe abtransportiert. Das ist wichtig bei einer Entzündung der Darmschleimhaut.
Buchweizen dichtet die Blutgefäße ab (wichtig bei Magen- und Darmblutungen).
Beugt Ödemen (Flüssigkeitsansammlungen im Körpergewebe) vor.
Rheuma und erhöhter Harnsäurespiegel
Zur Anregung des Stoffwechsels, Entsäuerung und Entgiftung des Körpers.
Anämie (Eisenmangel, Blutarmut)

Kreislaufschwäche und niedriger Blutdruck (Hypotonie)
Körperliche Schwäche- und Erschöpfungszustände
Buchweizen stärkt das Immunsystem.
Hämorrhoidalleiden wegen einer Bindegewebsschwäche.
2 Teelöffel Buchweizenkraut mit 250 ml kochendem Wasser
übergießen, 10 Minuten zugedeckt ziehen lassen, abseihen. 3
Tassen über den Tag verteilt trinken, mindestens 3 Monate lang.

Eberrautenkraut (Herba Abrotani)
Blähungen und Meteorismus (Blähbauch) wegen einer Schwäche
der Verdauungsdrüsen.
Ein hervorragendes Mittel zur Anregung der Drüsenfunktionen.
Chronische Magen-Darmerkrankungen
Kreislaufstörungen und Hypotonie (niedriger Blutdruck)
Durchblutungsstörungen
Wetterfühligkeit, Depressionen und Kopfschmerzen.
Demenz
Schwindel und allgemeine Schwächezustände
Eberrautenkraut ist ein bewährtes Kräftigungsmittel bei
Erschöpfungszuständen und Neurasthenie (Nervenschwäche).
Erhöhte Cholesterin- und Blutfettwerte
Leberleiden
Gicht und erhöhter Harnsäurespiegel
Zur Stärkung des Immunsystems und der Abwehrkräfte
(verhindert so die Ansiedelung des Bakteriums Helicobacter pylori
im Magen).
Ödeme (Flüssigkeitsansammlungen im Körpergewebe)
Anämie (Eisenmangel, Blutarmut)
Bei Husten, Bronchitis und Rippenfellentzündung.
Wirkt schleimlösend, auswurf- und durchblutungsfördernd,
entkrampft die Bronchialmuskulatur.
2 Teelöffel auf 1 Tasse (250 ml) heißes Wasser, 10 Minuten
zugedeckt ziehen lassen, abseihen. 3 Tassen langsam schluckweise
über den Tag verteilt trinken.

Ehrenpreiskraut (Herba Veronicae)
Blähungen und Meteorismus (Blähbauch)
Magen- und Darmschleimhautentzündung
Magen- und Darmgeschwüre
Erhöhte Cholesterin- und Blutfettwerte
Leberschwäche
Wirkt stoffwechselstärkend und leberkräftigend.
Gicht und Rheuma
Übersäuerung des Körpers
Ehrenpreiskraut wirkt entsäuernd, entgiftend, ausschwemmend
und blutreinigend.
Ödeme (Flüssigkeitsansammlungen im Körpergewebe)
Bei Juckreiz und nässenden Hautausschlägen
Bei Nieren- und Blasenentzündung
Chronische Erkrankungen wegen einer Übersäuerung des Körpers.
3 Esslöffel auf 1 Liter heißes Wasser (oder 8 Stunden als
Kaltauszug), 15 Minuten zugedeckt ziehen lassen, abseihen und
tagsüber trinken.

Eisenkraut (Herba Verbenae)
Blähungen, Meteorismus (Blähbauch) und Durchfall.
Bei chronischen Entzündungen der Darmschleimhaut und
Abwehrschwäche.
Gastritis (Magenschleimhautentzündung) und Magenschmerzen
Erhöhte Cholesterin- und Blutfettwerte
Stoffwechselschwäche und Übersäuerung des Körpers.
Bindegewebsschwäche
Eisenkraut löst Säuren und Stoffwechselschlacken im Körper
Stärkt das Immunsystem und stimuliert den Stoffwechsel.
Anämie (Blutarmut, Eisenmangel)
Niedriger Blutdruck, Schwindel, Durchblutungsstörungen und
Arteriosklerose.
Ödeme (Flüssigkeitsansammlungen im Körpergewebe) wegen einer
Leberschwäche.
Schlaflosigkeit, Nervenschwäche (Neurasthenie), Müdigkeit und
Überlastung.
Hilft bei Asthma bronchiale und chronischer Bronchitis.
Bewährt bei Kopfschmerzen und Neuralgien (Nervenschmerzen).

Neigung zu Hysterie und Hypochondrie (der eingebildete Kranke). Demenz und depressive Zustände. Eisenkraut wirkt stimmungsaufhellend und vitalisierend.
Eisenkraut lindert Zahnschmerzen sowie Entzündungen im Zahnfleisch und in den Zahnwurzeln.
Hilft bei Erkrankungen der Mund- und Rachenschleimhaut.
Bei chronischen Erkrankungen und Infektionen der Haut.
2 Teelöffel mit 1 Tasse (250 ml) heißem Wasser überbrühen, 10 Minuten zugedeckt ziehen lassen, abseihen. 3 Tassen täglich trinken.

Enzianwurzel (Radix Gentianae)
Blähungen und Meteorismus (Blähbauch)
Eisenmangel (Anämie, Blutarmut) und Schwäche der Verdauungsdrüsen.
Enzian stärkt die Verdauungsorgane und das Immunsystem.
Kräftigt Magen und Darm, die Leber, Bauchspeicheldrüse und fördert die Resorption (Aufnahme) von wichtigen Nährstoffen im Dünndarm.
Bei erhöhten Cholesterin- und Blutfettwerten.
Kräftigt den Magen (ein starker Magen steigert das Wohlbefinden und die Stimmung).
Die Enzianwurzel ist eisenhaltig und fördert die Blutbildung.
Stärkt die Milz (wichtig für die Behandlung einer Anämie und zur Stärkung des Immunsystems).
Fördert die Eisenresorption (Eisenaufnahme) im Dünndarm. Eisen ist wichtig für einen intakten Stoffwechsel, die Darmschleimhaut und die Blutbildung.
Kreislaufschwäche und niedriger Blutdruck (Hypotonie)
Wetterfühligkeit und körperliche Schwächezustände
3 Teelöffel auf einen halben Liter Wasser, 6 Stunden kalt ansetzen, 2 Minuten aufkochen, 10 Minuten zugedeckt ziehen lassen, abseihen. Tagsüber trinken

Erdrauchkraut (Herba Fumariae)
Blähungen und Meteorismus (Blähbauch) wegen einer
Stoffwechselschwäche.
Erdrauchkraut stimuliert den gesamten Stoffwechsel und ist ein
Stoffwechselmittel ersten Ranges.
Zur Entgiftung, Entsäuerung, Blutreinigung und Stärkung der
Abwehrkräfte.
Eisenmangel (Blutarmut, Anämie)
Arteriosklerose (verursacht Durchblutungsstörungen) und
Schwindel
Erhöhte Cholesterin- und Blutfettwerte
Bei Gicht und erhöhtem Harnsäurespiegel
Neigung zu Gallensteinen und bei einer Leberschwellung.
Bewährt bei chronischen Erkrankungen und Leberschwäche.
Wassersucht (Ödeme) wegen einer Lebererkrankung.
Erdrauchkraut beseitigt den Blutrückstau von der Leber.
Krebsvorbeugend und leberstoffwechselanregend
Wetterfühligkeit, Schwindel, Nervenschwäche (Neurasthenie) und
Reizbarkeit
Neigung zu Hysterie und Hypochondrie (der eingebildete Kranke)
2 Teelöffel mit 1 Tasse (250 ml) heißem Wasser überbrühen, 10
Minuten zugedeckt ziehen lassen, abseihen. 3 Tassen täglich
trinken.

Fenchelsamen
Blähungen und Meteorismus (Blähbauch) der Frauen in den
Wechseljahren (Klimakterium).
Wechseljahresbeschwerden der Frauen.
Die Samen des Fenchels sind reich an sekundären Pflanzenstoffen
wie Flavonoiden, die in ihrer Wirkung dem Östrogen ähneln. Diese
balancieren den weiblichen Hormonhaushalt, zum Beispiel bei
Hitzewallungen, aus.
Die Zubereitung: 2 Messerspitzen des Fenchelsamenpulvers mit 1
bis 2 Teelöffeln Rotwein mischen. Eine halbe Stunde nach dem
Mittagessen einnehmen.

Frauenmantelkraut (Herba Alchemillae vulgaris)
Blähungen und Meteorismus (Blähbauch) der Frauen bedingt
durch Hormonstörungen.
Frauenmantelkraut wirkt hormonell ausgleichend,
stoffwechselanregend und abwehrsteigernd.
Kräftigt das Hormonsystem der Frauen.
Nervenschwäche und Überlastung der Frauen
Kopfschmerzen und Migräne der Frauen bedingt durch
Hormonstörungen.
Frauenmantel hilft bei Kopfschmerzen speziell während der
Menstruation.
Hypochondrie (die eingebildete Kranke)
Schlafstörungen und Wetterempfindlichkeit
Bei Blutungen
Schwindel mit Hypotonie (niedriger Blutdruck)
Bei Senkungsbeschwerden der Frauen zur Stärkung von Bändern
und Bindegewebe.
Zur Vorbeugung und Behandlung von Ödemen
(Flüssigkeitsansammlungen im Körpergewebe) und einer
Immunschwäche der Frauen in den Wechseljahren.
2 Teelöffel auf 250 ml heißes Wasser, 10 Minuten zugedeckt ziehen
lassen, abseihen. 3 Tassen täglich trinken.

Geißrautenkraut (Herba Galegae) und Geißrautensamen (Semen
Galegae)
Blähungen und Meteorismus wegen einem Diabetes mellitus
(Zuckerkrankheit).
1 Teelöffel auf 1 Tasse (200 ml) als Aufguß, 15 Minuten zugedeckt
ziehen lassen, abseihen. Täglich 3 Tassen trinken.

Harongarinde und Wurzel (Cortex Harongae, Radix Harongae)
Blähungen und Meteorismus wegen einer Schwäche und
Erkrankung der Bauchspeicheldrüse (Pankreas) und Leber.
Verdauungsstörungen
Chronische Gastritis, Magenschmerzen und Magengeschwür.
Harongarinde wirkt galletreibend und unterstützt dadurch die
Fettverdauung.
Kräftigt den Magen und Darm, die Bauchspeicheldrüse, Leber und

Galle.

Hilft bei Verstopfung. Obstipation fördert Blähungen, Stoffwechselstörungen und schwächt das Immunsystem.

Zur Anregung des Stoffwechsel, der Entgiftung und Entschlackung des Körpers.

2 Teelöffel auf 400 ml kaltes Wasser, 8 Stunden kalt ansetzen, 2 Minuten aufkochen, 15 Minuten zugedeckt ziehen lassen, abseihen.

Tagsüber trinken

Herzgespannkraut (Herba Leonuri cardiacae)

Blähungen und Meteorismus (Blähbauch) wegen einer Herzschwäche.

Koronare Herzkrankheit und Angina pectoris

Herzinsuffizienz (Herzschwäche), Herzneurosen und Herzunruhe

Bewährt bei Herzschmerzen bedingt durch Meteorismus (Blähungen drücken auf das Herz und engen es ein).

Zur Herzberuhigung und Herzkräftigung

Wetterfühligkeit, Nervenschwäche (Neurasthenie), Schlaflosigkeit und depressive Zustände

Wirkt ausgleichend auf das vegetative Nervensystem.

1 Teelöffel auf 1 Tasse (200 ml), mit heißem Wasser übergießen, 10 Minuten zugedeckt ziehen lassen, abseihen. Täglich 3 Tassen trinken.

Huflattichblüten und Blätter (Flores cum Foliae Farfarae)

Blähungen und Meteorismus (Blähbauch)

Magengeschwür

Huflattich hat eine hervorragende Wirkung auf die Schleimhäute von Magen und Darm bei Entzündungen.

Bronchitis und Husten

Huflattich wirkt schleimlösend, reizmildernd und entkrampfend auf die Bronchialmuskulatur.

1 Teelöffel auf 250 ml heißes Wasser, 10 Minuten zugedeckt ziehen lassen, abseihen. 3 Tassen langsam schluckweise über den Tag verteilt trinken.

Johanniskraut (Herba Hyperici)

Blähungen und Meteorismus (Blähbauch) haben psychische Ursachen.

Hilft bei Depressionen und Neurasthenie (Nervenschwäche).

Johanniskraut wirkt hormonell ausgleichend.

Bei psychischen Verstimmungen. Johanniskraut stabilisiert die Psyche.

Stimmungsaufhellend, stärkt das Gemüt und die Nerven.

Johanniskraut kräftigt den Leberstoffwechsel.

Der Wirkstoff Hypericin reguliert wichtige Botenstoffe wie Serotonin, Dopamin und Noradrenalin. Die volle Wirkung entfaltet sich nach 6 Wochen.

Hypericin erhöht die Lichtempfindlichkeit der Haut. Meiden Sie daher während der Einnahme direktes Sonnenlicht. Johanniskraut kann auch die Wirkung anderer Medikamente (z. B. von Blutverdünnern) beeinflussen. Besprechen Sie dies bitte mit Ihrem Therapeuten.

1 Teelöffel mit 1 Tasse heißem Wasser (200 ml) übergießen, 10 Minuten zugedeckt ziehen lassen, abseihen. 3 Tassen täglich trinken.

Kalmuswurzel

Blähungen und Meteorismus (Blähbauch) wegen einer Schwäche des Magens.

Anämie (Blutarmut, Eisenmangel) wegen einer Funktionsstörung des Magens. Der Magen bildet zu wenig Magensäure. Die Magensäure ist wichtig für die Eisenresorption (Eisenaufnahme) aus dem Verdauungstrakt.

Migräne und Kopfschmerzen wegen einer Magenschwäche (sogenannter Magenkopfschmerz).

Die Kalmuswurzel stärkt den Magen. Das ist wichtig zur Behandlung und Vorbeugung von Blähungen.

2 Teelöffel auf 500 ml Wasser 6 bis 8 Stunden (z. B. über nacht) kalt ansetzen, 5 Minuten köcheln, 15 Minuten zugedeckt ziehen lassen, abseihen. Tagsüber trinken

Kamillenblüten (Flores Chamomillae)
Blähungen und Meteorismus (Blähbauch)
Wirken krampflösend, entzündungshemmend und binden Gifte.
1 Teelöffel auf 1 Tasse (200 ml) heißes Wasser, 10 Minuten
zugedeckt ziehen lassen, abseihen. 3 Tassen über den Tag verteilt
trinken.

Königskerzenblätter und -blüten (Folia cum Flores Verbasci)
Blähungen und Meteorismus mit Durchfall und Magen-
Darmkrämpfen.
Bilden einen Schutzschleim auf der Schleimhaut von Magen und
Darm.
Bindegewebs- und Blutgefäßschwäche
Die Königskerze festigt das Bindegewebe und die Blutgefäße der
Darmschleimhaut.
Bei Hustenreiz und trockenen Entzündungen der Atemwege (keine
Schleimbildung).
Schleimhaltig (wichtig bei der Behandlung von trockenen
Erkankungen der Atemwege)
2 Teelöffel auf 1 Tasse (250 ml) heißes Wasser, 10 Minuten
zugedeckt ziehen lassen, abseihen. 3 Tassen täglich trinken.

Kümmel (Fructi Carvi)
Blähungen und Meteorismus (Blähbauch)
2 Esslöffel auf 500 ml heißes Wasser, 15 Minuten zugedeckt ziehen
lassen, abseihen, auspressen. Tagsüber schluckweise trinken.

Kurkumawurzel (Rhizoma Curcumae, Gelbwurz)
Blähungen und Meteorismus (Blähbauch) wegen einer
Stoffwechselschwäche und Funktionsstörungen der Leber.
Verdauungsstörungen
Erhöhter Cholesterinspiegel
Ödeme (Flüssigkeitsansammlungen im Körpergewebe) wegen einer
Leberschwäche.
Kurkuma kräftigt die Leber und wirkt galletreibend. Die Galle ist
wichtig für den Fettstoffwechsel und der Motor des Darmes.
Immunschwäche
Anämie (Eisenmangel, Blutarmut)

2 Teelöffel auf 500 ml kaltes Wasser, 8 Stunden kalt ansetzen, 2 Minuten aufkochen, 15 Minuten zugedeckt ziehen lassen, abseihen. Tagsüber trinken

Wissenswertes zu Kurkuma: Haben Sie jemals Curry gegessen? Die gelbe Farbe im Curry kommt von dem Gewürz Kurkuma und ist eines der leistungsstärksten Antioxidantien für die Gesundheit. In Indien wird Kurkuma seit Jahrtausenden als Farbstoff, Gewürz (darmanregend) und in der traditionellen ayurvedischen Medizin verwendet.
Kurkuma ist eines der Gewürze, welches die Fettverbrennung und die Heilkraft des Körpers unterstützt. Es bekämpft freie Radikale, wirkt entzündungshemmend und antibakteriell. Diesem Gewürz wird ein reinigender und energiespendender Effekt zugesprochen.

Die indische Heilmedizin Ayurveda verwendet dieses Gewürz, um den Körper zu reinigen, bei Rheuma, Arteriosklerose, Verdauungsbeschwerden, Diabetes, zur Behandlung von Fieber, Infektionen, Leberleiden und bei Gallenblasenproblemen. Alles langfristige Schädigungen durch freie Radikale (schwächen das Hormon- und Immunsystem, begünstigen Blutarmut, Demenz, Osteoporose und Zelldegeneration).

Kurkuma gegen Demenz und Alzheimer: Studien bei der indischen Bevölkerung haben gezeigt, dass Alzheimer und Demenz bei der älteren Bevölkerung wenig verbreitet sind aufgrund der hohen Verwendung von Curry bei den Mahlzeiten. An Alzheimer Erkrankte haben ein bestimmtes Plaque im Hirn, welches vermutlich die Ursache von Alzheimer ist. Kurkuma ist in der Lage, dieses Plaque aufzulösen und das Gehirn so zu schützen.

Lavendelblüten (Flores Lavandulae)
Flatulenz und Meteorismus wegen einer Nervenschwäche (Neurasthenie).
Blähungen wegen einem nervösen Darm (drücken auf das Herz, engen es ein und verursachen Herzbeschwerden).
Lavendel wirkt vegetativ ausgleichend.
Unruhe, Nervosität, Gliederzittern

Migräne und Kopfschmerzen
Neuralgien der Kopfnerven
Wetterfühligkeit und depressive Zustände.
Lavendelblüten wirken beruhigend und ausgleichend auf das
gesamte Nervensystem, fördern die Durchblutung und halten die
Blutgefäße elastisch.
Zur Vorbeugung und Behandlung von Durchblutungsstörungen
und Arteriosklerose.
Bronchitis und Atemwegserkrankungen - Lavendel beruhigt und
entkrampft die Bronchien.
1 Teelöffel auf 1 Tasse (200 ml), mit heißem Wasser übergießen, 10
Minuten zugedeckt ziehen lassen, abseihen. Täglich 3 Tassen
trinken.

Liebstöckelwurzel und Kraut (Radix cum Herba Levistici)
Blähungen und Meteorismus (Blähbauch) wegen einer Herz- und
Nierenschwäche.
Wassersucht (Ödeme) wegen einer Herz- und Nierenschwäche.
Liebstöckel fördert die Durchblutung des Urogenitaltrakts und
kräftigt den Herzmuskel.
Wirkt ausschwemmend, entsäuernd und entzündungswidrig.
Bei Schwindel und Durchblutungsstörungen
Ein Aphrodisiakum
1 Teelöffel auf 1 Tasse (250 ml) Wasser, 4 Minuten köcheln, 10
Minuten zugedeckt ziehen lassen, abseihen. Täglich 3 Tassen
trinken.

Löwenzahnkraut und Löwenzahnwurzel (Herba Taraxaci, Radix
Taraxaci)
Blähungen und Meteorismus (Blähbauch) wegen einer
Übersäuerung des Körpers, einer Stoffwechselschwäche und
Funktionsstörungen von Leber, Galle, Bauchspeicheldrüse und
Nieren.
Fördert die Gallebildung (die Galle ist der Motor des Dünndarms
und wichtig für die Fettverdauung).
Stärkt den Darm. Der größte Teil unseres Immunsystems liegt im
Lymphgewebe der Darmschleimhaut.
Altbewährt zur Behandlung von Gicht und erhöhtem

Harnsäurespiegel.

Löwenzahn wirkt entgiftend, entwässernd, entsäuernd, stoffwechselbelebend und kräftigend auf die Nieren und die Verdauungsorgane.

Anämie (Eisenmangel, Blutarmut)

Flechten und Ekzeme (Hautausschläge)

Zur Stärkung des Immunsystems

Nicht bei Gallensteinen anwenden.

Die Teezubereitung der Löwenzahnwurzel (geschnitten): 3 Teelöffel auf 500 ml Wasser. Zubereitung als Kaltauszug 8 Stunden, anschließend 2 Minuten aufkochen, 10 Minuten zugedeckt ziehen lassen, abseihen. Tagsüber trinken

Die Teezubereitung von Löwenzahnkraut: 2 Teelöffel auf 1 Tasse (200 ml) heißes Wasser, 10 Minuten zugedeckt ziehen lassen, abseihen. 3mal täglich 1 Tasse trinken.

Mannstreukraut und Mannstreuwurzel (Herba Eryngii planum, Radix Eryngii planum)

Blähungen und Meteorismus (Blähbauch) der Frauen verbunden mit Regelstörungen.

Bewährt auch bei Erkrankungen der Haut.

Anämie (Blutarmut, Eisenmangel)

Migräne und Kopfschmerzen

Nervenschwäche (Neurasthenie), Depressionen und Schwindel der Frauen durch Regelstörungen.

Wirkt menstruationsfördernd

Harntreibend

Bei Atemwegserkrankungen, Bronchitis, Keuchhusten und Reizhusten.

Fördert die Durchblutung der Atemwege, wirkt schleim-hustenreiz- und krampflösend.

Die Zubereitung von Mannstreukraut: 1 Teelöffel auf 1 Tasse (200 ml), mit heißem Wasser übergießen, 10 Minuten zugedeckt ziehen lassen, abseihen. Täglich 3 Tassen trinken.

Die Zubereitung der Mannstreuwurzel: 2 Teelöffel auf 500 ml heißes Wasser, 5 Minuten köcheln, 15 Minuten zugedeckt ziehen lassen, abseihen. Über den Tag verteilt trinken.

Mariendistelsamen (Semen Cardui marianae)
Blähungen und Meteorismus (Blähbauch) wegen einer Schwäche
der Leber.
Chronische Leber-Galle-Erkrankungen
Kräftigt das Funktionsgewebe der Leber und unterstützt sie in
Ihrer Entgiftungs- und Stoffwechselfunktion.
Ödeme (Flüssigkeitsansammlungen im Körpergewebe) wegen einer
Leberschwäche.
Zur Stoffwechselanregung, Entgiftung und Blutreinigung.
2 Teelöffel pro Tasse (250 ml), 2 Minuten aufkochen, 8 Minuten
zugedeckt ziehen lassen, abseihen. 3 Tassen täglich trinken.

Meisterwurz (Rhizoma Imperatoriae)
Blähungen und Meteorismus (Blähbauch) wegen Allergien, einer
Immun- und Stoffwechselschwäche.
Die Meisterwurz kräftigt und normalisiert das Immunsystem.
Altbewährt zur Behandlung von Allergien (sind oft die Ursache für
Blähungen und eine geschwächte Abwehrkraft).
Chronische Lebererkrankungen
Bei erhöhtem Cholesterinspiegel (Hypercholesterinämie)
Ein großes Mittel zur Anregung des Stoffwechsels und der
Leberfunktionen.
Anämie (Eisenmangel, Blutarmut)
4 Teelöffel auf 750 ml kaltes Wasser, 8 Stunden kalt ansetzen, 2
Minuten aufkochen, 15 Minuten zugedeckt ziehen lassen, abseihen.
Tagsüber trinken

Melissenkraut und Melissenblätter (Herba Melissae, Folia Melissae)
Blähungen und Meteorismus (Blähbauch)
Magenschleimhautentzündung (Gastritis) und Magenschmerzen
Wirken krampflösend und beruhigend auf die Nerven der
Verdauungsorgane.
Vegetative Beschwerden
Herzunruhe
Wetterfühligkeit
Hypochondrie (der eingebildete Kranke)
Melisse stärkt den Magen, Darm, Herz, Kreislauf und Nerven.
Lähmungsartige Erscheinungen

1 Teelöffel mit 1 Tasse heißem Wasser (200 ml) übergießen, 10 Minuten zugedeckt ziehen lassen, abseihen. 3 Tassen täglich trinken.

Nelkenwurz (Radix Caryophillatae)
Blähungen, Meteorismus und Durchfall (Diarrhoe).
Wirkt antiinfektiös, lebertonisierend und regt den Gallefluß an.
Magenschleimhautentzündung (Gastritis) und Magenschmerzen
Leberleiden und Magenschwäche. Zu wenig Magensäure erleichtert Krankheitserregern das Eindringen in den Körper.
Zur Anregung des Stoffwechsels, Entsäuerung und Entgiftung des Körpers.
Zu hoher Cholesterinspiegel im Blut (Hypercholesterinämie)
Regt bei einer Hypercholesterinämie den Gallefluß zum Abbau des Cholesterins an (die Galle ist der Motor des Darmes).
Gallenkrämpfe
2 Teelöffel auf 400 ml kaltes Wasser, 8 Stunden kalt ansetzen, 2 Minuten aufkochen, 15 Minuten zugedeckt ziehen lassen, abseihen.
Tagsüber trinken

Oreganoblätter (Folia Origani)
Blähungen und Meteorismus
Magen- und Darmschleimhautentzündung
Magenschmerzen
Die enthaltenen ätherischen Öle befreien den Magen und Darm von schädlichen Keimen, welche das Immunsystem schwächen (der größte Teil unseres Abwehrsystems liegt im Lymphgewebe der Darmschleimhaut).
Oregano hilft bei Migräne und Spannungskopfschmerzen.
1 Teelöffel auf 1 Tasse (200 ml) heißes Wasser (Infus), 10 Minuten zugedeckt ziehen lassen, abseihen. 3 Tassen täglich trinken.

Passionsblumenkraut (Herba Passiflora incarnata)
Blähungen und Meteorismus (Blähbauch) wegen Unruhe, Nervenschwäche (Neurasthenie) und Nervosität.
Wetterfühligkeit, Depressionen und Schlafstörungen
Wirkt beruhigend auf das gesamte Nervenkostüm und vegetativ ausgleichend.

1 Teelöffel auf 1 Tasse (200 ml), mit heißem Wasser übergießen, 10 Minuten zugedeckt ziehen lassen, abseihen. Täglich 3 Tassen trinken.

Pfefferminzblätter (Folia Menthae piperitae)
Blähungen und Meteorismus (Blähbauch)
Magen-Darmkrämpfe
Wirken entkrampfend und schmerzlindernd
Regen bei einer Gastritis durch zuwenig Magensäure die Bildung von Magensaft an.
Helfen bei Übelkeit und Erbrechen besser als Kamille.
Leber- und Gallebeschwerden
Bei Steindiathese (Neigung zu Gallensteinen)
Die enthaltenen Bitterstoffe regen den Gallefluß an. So können sich in der Gallenblase und in den Gallenwegen feste Stoffe nur schwer festsetzen und kristallisieren. Gallensteine werden so vermieden.
Fördern den Abbau von Cholesterin.
Kreislaufschwäche - Pfefferminzblätter regen den Kreislauf an.
Schwindel und Übelkeit
Kopfschmerzen und Migräne
1 Teelöffel auf 1 Tasse (200 ml) heißes Wasser, 15 Minuten zugedeckt ziehen lassen, abseihen, auspressen. 3 Tassen täglich trinken. Nicht länger als 3 Wochen trinken, dann 2 Wochen Pause.

Quassiaholz (Lignum Quassiae)
Flatulenz und Meteorismus wegen einer Stoffwechsel- und Leberschwäche.
Wirkt entgiftend, entschlackend und reinigt das Blut.
Zur Behandlung einer Immunschwäche wegen Stoffwechselstörungen.
Hilft bei Stirnkopfschmerz (oft ein Zeichen für eine Funktionsstörung der Leber).
Regt die Leber, Galle und Bauchspeicheldrüse an.
Bei Ödemen (Flüssigkeitsansammlungen im Körpergewebe), Durchfall und Blähungen wegen einer Leber-Galle-Störung.
Einen halben Teelöffel auf 1 Tasse (250 ml) Wasser als Kaltauszug 8 Stunden ansetzen, abseihen. 2 Tassen täglich trinken.

Ringelblumenblüten (Flores Calendulae)
Blähungen und Meteorismus (Blähbauch)
Lindern Magen-Darmkrämpfe und heilen
Schleimhautentzündungen.
Magengeschwür
Störungen des lymphatischen Systems (zum Beispiel ein
Lymphstau)
Zur Stärkung des Lymphsystems. Das ist wichtig für ein intaktes
Immunsystem.
Reinigen das Blut, entsäuern den Organismus, stimulieren den
Stoffwechsel und Lymphfluss.
Wirken bei Ödemen (Flüssigkeitsansammlungen im
Körpergewebe) entstauend und kräftigend auf die Blut- und
Lymphgefäße.
Ringelblumen kräftigen den gesamten Organismus.
Entzündliche Hauterkrankungen
Ringelblumenblüten beschleunigen die Wundheilung.
Bronchitis, Erkrankungen und Entzündungen der Atemwege.
Entstauen und entkrampfen das Lungengewebe. Dadurch wir die
Sauerstoffaufnahme des Körpers verbessert.
Kopfschmerzen und Migräne bedingt durch einen Blut- und
Lymphstau (zum Beispiel nach einer Kopfverletzung).
2 Teelöffel mit 1 Tasse heißem Wasser (250 ml) übergießen, 10
Minuten zugedeckt ziehen lassen, abseihen. 3 Tassen täglich
trinken.

Salbeiblätter (Folia Salviae)
Blähungen, Meteorismus und Darmkatarrh (Durchfall, Diarrhoe)
Magenschleimhautentzündung (Gastritis) und Magenschmerzen
Entzündliche Schleimhautprozesse im Magen und Darm.
Salbei heilt, kräftigt und beruhigt den Verdauungstrakt.
Bei einem Leberstau (verursacht Hämorrhoidalleiden)
Leber- und Nierenschwäche
Zur Anregung des Stoffwechsels, Entgiftung und Entschlackung
des Körpers.
Reinigt die Leber, Galle und Nieren.
Rückenmarksschwäche
Bei starkem Schwitzen - Salbei normalisiert die Schweißproduktion.

Nachtschweiße
1 Teelöffel mit 1 Tasse heißem Wasser (200 ml) übergießen, 10
Minuten zugedeckt ziehen lassen, abseihen. 3 Tassen täglich
trinken.

Schafgarbenkraut (Herba Millefolii)
Blähungen und Meteorismus (Blähbauch)
Durchfall und Spasmen (Bauchkrämpfe)
Magenschleimhautentzündung, Magenschmerzen und Magen-
Darmblutungen.
Wirkt zusammenziehend (adstringierend) auf die entzündete
Magen- und Darmschleimhaut.
Lindert Magenschmerzen und Magenkrämpfe
Heilt Entzündungen der Magen- und Darmschleimhaut.
Die Schafgarbe stoppt Magen-Darmblutungen.
Stauungen der Gallenwege
Schafgarbe reguliert die Verdauungssäfte
Entstaut und entkrampft den gesamten Bauchraum.
Eisenhaltig und fördert die Blutbildung.
Aktiviert die Durchblutung der Verdauungsorgane und kräftigt die
Blutgefäße. So wird der Körper besser mit Sauerstoff und
Nährstoffen versorgt und der Stoffwechsel angeregt.
Altbewährt zur Entgiftung und Blutreinigung.
Ein arterielles und venöses Gefäßtonikum.
Schafgarbe kräftigt das Immunsystem
1 Teelöffel Herba Millefolii (Schafgarbenkraut) auf 1 Tasse heißes
Wasser (Infus) 10 Minuten zugedeckt ziehen lassen, abseihen. 3
Tassen täglich trinken.

Spitzwegerichblätter (Folia Plantaginis lanceolata)
Blähungen und Meteorismus (Blähbauch)
Gastritis (Magenschleimhautentzündung) und Magenschmerzen
Magengeschwür
Spitzwegerich bildet einen Schutzfilm auf der entzündeten Magen-
und Darmschleimhaut.
Anämie (Eisenmangel, Blutarmut) wegen Magenerkrankungen.
Zur Entgiftung, Entschlackung, Entsäuerung und Blutreinigung.
Spitzwegerich stärkt und reguliert den Stoffwechsel.

Zur Stärkung des Immunsystems.

Abwehrschwäche bedingt durch eine Anämie (Eisenmangel, Blutarmut).

2 Teelöffel mit 1 Tasse (250 ml) heißem Wasser überbrühen, 10 Minuten zugedeckt ziehen lassen, abseihen. 3 Tassen täglich trinken.

Süßholzwurzel (Radix Liquiritiae)

Blähungen und Blähbauch

Darmschleimhautentzündung, Gastritis (Magenschleimhautentzündung) und Magenschmerzen

Magengeschwür

Beruhig die entzündete Magen- und Darmschleimhaut.

Übersäuerung des Körpers

Wirkt harntreibend, ausschwemmend und entgiftend.

Beseitigt abwehrschwächende Stoffwechselschlacken und entsäuert den Körper.

Stimuliert den Stoffwechsel

Migräne und Kopfschmerzen wegen einer Übersäuerung des Körpers.

Wirkt leicht abführend und ist deshalb für den Dauergebrauch nicht geeignet.

Süßholzwurzel (Radix Liquiritiae) ist der Hauptbestandteil von Lakritze.

3 Teelöffel auf 500 ml Wasser 6 bis 8 Stunden (z. B. über nacht) kalt ansetzen, 5 Minuten zugedeckt köcheln, 15 Minuten zugedeckt ziehen lassen, abseihen. Über den Tag verteilt trinken.

Taubnesselkraut, weiße (Herba Lamii albi)

Blähungen und Meteorismus der Frauen im Klimakterium (Wechseljahre) bedingt durch die hormonelle Umstellung.

Schwäche der Verdauungsorgane

Die Taubnessel stimuliert die Verdauungsdrüsen und heilt die entzündete Darmschleimhaut.

Zur Anregung des Stoffwechsels, der Entsäuerung und Entgiftung von Frauen in den Wechseljahren (Klimakterium).

Haarausfall

Bei Blutungen der Frauen in den Wechseljahren.

Kräftigt das Herz, die Blutgefäße und fördert die Durchblutung des Körpers.

Kreislaufschwäche und Schwindel

Anämie (Blutarmut, Eisenmangel)

Immunschwäche der Frauen bedingt durch die Wechseljahre.

Demenz

Durchblutungsstörungen und Arteriosklerose

Die Taubnessel reguliert das hormonelle Gleichgewicht der Frauen und fördert die Blutbildung.

2 Teelöffel mit 1 Tasse (250 ml) heißem Wasser überbrühen, 10 Minuten zugedeckt ziehen lassen, abseihen. 3 Tassen täglich trinken.

Tausendgüldenkraut (Herba Centaurii)

Blähungen und Meteorismus (Blähbauch)

Kräftigt den Magen, Darm, die Leber und Bauchspeicheldrüse.

Gastritis (Magenschleimhautentzündung) und Magenschmerzen wegen zuwenig Magensäure.

Magenschwäche und Magendruck

Verstopfung

Schwäche der Verdauungsorgane

Tausendgüldenkraut wirkt anregend auf Leber, Bauchspeicheldrüse, Magen und Nieren. Ein kräftiger Magen fördert die Eisenaufnahme aus der Nahrung, stärkt die Psyche und das Immunsystem.

Tausendgüldenkraut kräftigt die Verdauungsorgane und stimuliert die Verdauungsdrüsen.

Altbewährt zur Anregung des Stoffwechsels, Entgiftung und Entschlackung.

Ödeme (Flüssigkeitsansammlungen im Körpergewebe) wegen einer Funktionsstörung der Leber.

Anämie (Blutarmut, Eisenmangel)

Fördert die Eisenresorption (Eisenaufnahme) im Dünndarm.

Enthält Eisen und fördert die Blutbildung. Eisen ist wichtig für einen starken Stoffwechsel und ein gesundes Herz.

Kräftigt die Milz (wichtig für die Behandlung und Vorbeugung einer Anämie, von Depressionen und zur Stärkung des Immunsystems).

Nervenschwäche und Wetterfühligkeit
Lähmungserscheinungen und Krämpfe
2 Teelöffel mit 1 Tasse (250 ml) heißem Wasser überbrühen, 10
Minuten zugedeckt ziehen lassen, abseihen. 3 Tassen täglich
trinken.

Thymiankraut (Gartenthymian, Herba Thymi vulgaris)
Blähungen und Meteorismus (Blähbauch)
Infektiöse Prozesse im Leber-Galle-System, Magen und Darm.
Gastritis (Magenschleimhautentzündung) und Magenschmerzen
Magengeschwür
Schränkt eine übermäßige Magensäurebildung ein.
Bronchitis und Atemwegserkrankungen
Häufige Erkältungen
Wirkt desinfizierend und antiinfektiös wegen dem Inhaltsstoff
Thymol.
Thymian normalisiert das vegetative Nervensystem.
1 Teelöffel mit 1 Tasse heißem Wasser (200 ml) übergießen, 10
Minuten zugedeckt ziehen lassen, abseihen. 3 Tassen täglich
trinken.

Vogelknöterichkraut (Herba Polygoni aviculare)
Blähungen und Meteorismus
Magenschleimhautentzündung und Magenschmerzen
Magenblutungen
Beruhigt die Darmschleimhaut und den Magen.
Hilft bei Verstopfung und Blähungen (fördern Kopfschmerzen)
Leberschwäche
Erhöhte Cholesterin- und Blutfettwerte
Regt die Galleproduktion der Leber an. Dies wiederum unterstützt
den Darm bei der Fettverdauung. Die Galle ist der Motor des
Dünndarms und unterstützt den Fettstoffwechsel (wichtig bei
erhöhtem Cholesterinspiegel).
Gicht und erhöhte Harnsäurewerte (Hyperurikämie)
Wirkt harntreibend, entsäuernd, ausschwemmend und
entschlackend.
Ödeme (Flüssigkeitsansammlungen im Körpergewebe) wegen einer
Leberschwäche.

Anämie (Eisenmangel, Blutarmut) wegen einer Leberschwäche und Blutungen.
Vogelknöterich fördert die Eisenresorption (Eisenaufnahme) im Dünndarm und die Blutbildung.
Bei Blasenentzündung, Nierengries und Blutungen der Harnwege.
2 Teelöffel auf 1 Tasse (250 ml) Wasser, 1 Minute köcheln, 10 Minuten zugedeckt ziehen lassen, abseihen. 2 Tassen über den Tag verteilt trinken.

Waldmeisterkraut (Herba Asperulae, Asperulae odorata)
Blähungen und Meteorismus (Blähbauch)
Kopfschmerzen und Migräne
Wetterfühligkeit
Bei Schlaflosigkeit und Nervenschwäche
Tinnitus (Ohrgeräusche)
Blasenentzündung
Bei Neigung zu Nierensteinbildung.
Waldmeister schwemmt Ödeme (Flüssigkeitsansammlungen im Körpergewebe) aus.
Altbewährt zur Behandlung und Vorbeugung einer Demenz.
Herzschwäche (Herzinsuffizienz)
Waldmeister stärkt das Herz und Gehirn.
1 Teelöffel mit 1 Tasse heißem Wasser (200 ml) übergießen, 10 Minuten zugedeckt ziehen lassen, abseihen. 3 Tassen täglich trinken.

Wegwartenwurzel (Radix Cichorii)
Blähungen und Meteorismus (Blähbauch) wegen einer Schwäche der Leber, des Magens und Stoffwechsels.
Entzündung der Darmschleimhaut
Magenschleimhautentzündung (Gastritis) und Magenschmerzen
Wirkt entkrampfend und schmerzlindernd.
Kräftigt den Magen und Darm. Ein gesunder Magen stärkt das Immunsystem, den Kreislauf und steigert das Wohlbefinden.
Erhöhte Cholesterin- und Blutfettwerte
Kräftigt die Bauchspeicheldrüse und Leber
Die Wegwarte stimuliert die Galleproduktion, fördert den Gallefluss und senkt den Cholesterinspiegel.

Stimuliert die Produktion von Verdauungssäften zur Resorption (Aufnahme) von Nährstoffen und Eisen aus der Nahrung.
Zur Kräftigung des Stoffwechsels und Immunsystems.
Leberbedingte Ödeme (Flüssigkeitsansammlungen im Körpergewebe)
Anämie (Eisenmangel, Blutarmut) - die Wegwarte fördert die Blutbildung
Bronchitis und Atemwegserkrankungen
Wegwarte löst den Schleim
3 Teelöffel auf 500 ml kaltes Wasser, 8 Stunden kalt ansetzen, 2 Minuten aufkochen, 15 Minuten zugedeckt ziehen lassen, abseihen.
Tagsüber trinken

Weißdornblüten und Weißdornblätter (Flores cum Folia Crataegi), Weißdornfrüchte (Fructi Crataegi)
Blähungen und Meteorismus wegen einer Herzinsuffizienz (Herzschwäche).
Zur Behandlung und Vorbeugung einer Durchblutungsstörung und Verkalkung der Herzkranzgefäße.
Bei Herzunruhe (nervöses Herz) und Herzrhythmusstörungen.
Weißdorn erweitert die Herzkranzgefäße, fördert die Herzdurchblutung, stärkt die Schlagkraft des Herzens, senkt die Pulsfrequenz und normalisiert den Herzrhythmus.
Kreislaufbeschwerden wegen Blutdruckschwankungen
Weißdorn wirkt blutdrucknormalisierend und herzkräftigend.
Schwindel, Durchblutungsstörungen, Wetterfühligkeit
Ödeme (Flüssigkeitsansammlungen im Körpergewebe) wegen einer Herzschwäche.
Depressionen und Schlafstörungen durch ein schwaches und unruhiges Herz.
Bei Altersherz und zur Herzpflege - Crataegus beugt einer Verkalkung der Herzkranzgefäße vor.
1 Teelöffel auf 1 Tasse (200 ml), mit heißem Wasser übergießen, 10 Minuten zugedeckt ziehen lassen, abseihen. Täglich 3 Tassen trinken.

Wermutkraut (Herba Absinthii)

Blähungen und Meteorismus (Blähbauch)

Beschwerden wegen Umweltgiften und einer Schwäche der Verdauungsorgane.

Verdauungsstörungen

Bei Gastritis und Sodbrennen wegen einer Übersäuerung des Magens.

Bauchschmerzen bei nüchternem Magen (deuten auf eine Entzündung des Dünndarms hin).

Wermut stärkt und stimuliert die Verdauungsorgane.

Zur Anregung des Stoffwechsels, Entsäuerung und Entgiftung des Körpers.

Wermut scheidet stoffwechselblockierende Umweltgifte aus.

Anämie (Eisenmangel, Blutarmut)

Fördert die Eisenresorption im Dünndarm.

Wechseljahresbeschwerden der Frauen

Wetterfühligkeit, Nervenschwäche (Neurasthenie) und Depressionen.

Allergische Atemwegserkrankungen

Kopfschmerzen und Migräne

Bewährt bei Schwindel

Zur Vorbeugung und Behandlung einer Demenz.

Hilft bei Erkrankungen der Mund- und Rachenschleimhaut.

Wermut lindert Zahnschmerzen und Entzündungen im Zahnfleisch und den Zahnwurzeln.

Haarausfall

2 Teelöffel mit 1 Tasse (250 ml) heißem Wasser überbrühen, 10 Minuten zugedeckt ziehen lassen, abseihen. 3 Tassen täglich trinken.

Zinnkraut (Ackerschachtelhalm, Schachtelhalm, Herba Equisetum arvense)

Blähungen und Meteorismus

Blutungsneigung der Darmschleimhaut

Magen- und Darmbeschwerden wegen Umweltgiften, einer Stoffwechselschwäche und Übersäuerung des Körpers.

Magenschleimhautentzündung (Gastritis), Magenschmerzen und Magenblutungen.

Stärkt die Magen- und Darmschleimhaut und wirkt allgemein kräftigend.

Bindet und scheidet Stoffwechsel- und Umweltgifte aus.

Zinnkraut wirkt entsäuernd, ausschwemmend, entgiftend, kräftigend, gewebestärkend und entzündungswidrig.

Anämie (Blutarmut, Eisenmangel) wegen Blutungen - Zinnkraut ist eisenhaltig, stillt Blutungen und fördert die Blutbildung.

Stimuliert die Eisenresorption (Eisenaufnahme) im Dünndarm.

Eisen fördert die Blutbildung, kräftigt den Stoffwechsel und das Bindegewebe des Darmes.

Schachtelhalm enthält Kieselsäure (Silicea), Kalium, Kalzium, Magnesium und Eisen zur Stärkung des Stoffwechsels, der Darmschleimhaut, der Knochen, der Blut- und Lymphgefäße sowie des Bindegewebes.

Ackerschachtelhalm fördert die Durchblutung. So wird der Körper besser mit Sauerstoff und Nährstoffen versorgt sowie der Stoffwechsel und Kreislauf angeregt.

Ein ausgezeichnetes Stoffwechselmittel zur Stärkung des Immunsystems.

Ödeme (Flüssigkeitsansammlungen im Körpergewebe) wegen einer Schwäche der Blutgefäße und des Bindegewebes.

Ein mildes Diuretikum zur Ausschwemmung von Ödemen (Wassereinlagerungen im Körpergewebe) und Säuren.

Zinnkraut stärkt, reinigt und desinfiziert den gesamten Urogenitaltrakt.

Sehr hilfreich bei Steinleiden und einer Blasenentzündung.

Zinnkraut hilft bei körperlichen Schwächezuständen. Wirkt stärkend auf den gesamten Organismus.

Bei Senkungsbeschwerden und Inkontinenz der Frauen zur Stärkung von Bändern und Bindegewebe.

Bewährt bei Wetterfühligkeit und Nervenschwäche.

Zur Behandlung und Vorbeugung einer Demenz.

Arteriosklerose (Arterienverkalkung)

Gerstenkorn

2 Teelöffel mit 1 Tasse (250 ml) heißem Wasser überbrühen, 10 Minuten zugedeckt ziehen lassen, abseihen. 3 Tassen täglich trinken.

Machen Sie zur Behandlung und Vorbeugung von Blähungen und Meteorismus (Blähbauch) auch Saft-Kuren zur Kräftigung des Stoffwechsels:

1) 50% Brennessel, 20% Löwenzahn als Grundlage und 30% abwechselnd von einer der nachstehenden Pflanzen: Bärlauch, Schafgarbe, Brunnenkresse, Spitz- oder Breitwegerich. Alles mit einem Fleischwolf oder mit einer Saftpresse auspressen.
Beginnen Sie mit 1 Teelöffel dieser Mischung + 5 Teelöffeln Wasser. Jeden Tag 1 Teelöffel mehr plus die 5fache Menge an Wasser oder Buttermilch (keine Obstsäfte). Machen Sie diese Trink-Kur 3 Wochen lang.

2) Geben Sie je 2 bis 3 Esslöffel pro Tag in einen der obigen Tees: Erste Woche Löwenzahnsaft, zweite Woche Wacholdersaft, dritte Woche Birkensaft, vierte Woche Selleriesaft, fünfte Woche Petersiliensaft (alle Säfte gibt es auch im Reformhaus).

Empfehlenswert bei Blähungen und Meteorismus sowie zur Kräftigung und Reinigung der Leber und der Gallengänge ist eine Kur mit Löwenzahn. Die Gallenflüssigkeit ist der Motor des Dünndarms und wichtig zum Abbau von Cholesterin.

1) Als Salat: Frische Löwenzahnblätter dünn aufschneiden und mit Zwiebeln, Öl, wenig Salz, Pfeffer und etwas Obstessig anmachen. Sie können die kleingeschnittenen Blätter auch in andere Salate dazumischen.

2) Als Frischsaftkur: Frische junge Löwenzahnblätter mit einer Saftpresse auspressen oder durch den Fleischwolf drehen. In der ersten Woche trinken Sie morgens nüchtern eine Mischung aus 1 Esslöffel des frisch gepreßten Saftes und 5 Esslöffel Buttermilch oder Mineralwasser, in der zweiten Woche 2 EL, in der dritten Woche 3 EL auf jeweils 5 EL Buttermilch oder Wasser.

Teerezepte bei Blähungen

1) Teerezept bei Blähungen und Bauchkrämpfen:
Fructi Foeniculi (Fenchel), Fructi Carvi (Kümmel) aa 25.0, Flores Chamomillae (Kamillenblüten) ad 100.0
3 Esslöffel auf 750 ml heißes Wasser, 15 Minuten zugedeckt ziehen lassen, abseihen, auspressen. Tagsüber schluckweise trinken.

2) Blähungen und Meteorismus (Blähbauch) mit schlaffem Darm, zur Anregung der Darmfunktion:
Fructi Foeniculi (Fenchel), Fructi Carvi (Kümmel), Herba Absinthii (Wermutkraut), Herba Millefolii (Schafgarbenkraut) aa 25.0 (je 25 Gramm)
1 Teelöffel auf 1 Tasse (200 ml) heißes Wasser, 10 Minuten zugedeckt ziehen lassen, abseihen, auspressen. 1 Tasse vor dem Essen trinken.

3) Der klassische Vier-Winde-Tee gegen Blähungen:
Fructi Anisi (Anisfrüchte), Fructi Foeniculi (Fenchelfrüchte), Fructi Carvi (Kümmel), Fructi Coriandri (Koriander) aa ad 100.0 (zu gleichen Teilen auf 100 Gramm)
1 Teelöffel auf 1 Tasse (200 ml) heißes Wasser (Infus), 4 Minuten zugedeckt ziehen lassen (nicht länger, sonst verfliegen die ätherischen Öle), abseihen, auspressen. 3 Tassen täglich trinken.

4) Teerezept bei Blähungen zur Kräftigung der Darmfunktion:
Salbeiblätter (Folia Salviae) 10.0, Wacholderbeeren (Fructi Juniperi) 10.0, Wegwartenwurzel (Radix Cichorii) 10.0, Wermutkraut (Herba Absinthii) 10.0, Angelikawurzel (Radix Angelicae) 15.0, Pfefferminzblätter (Folia Menthae piperitae) 15.0, Augentrostkraut (Herba Euphrasiae) 30.0
3 Esslöffel auf 750 ml Liter Wasser als Kaltauszug 6 bis 8 Stunden ansetzen oder als Infus (mit heißem Wasser übergießen), 15 Minuten zugedeckt ziehen lassen, abseihen, auspressen. Tagsüber trinken

Teerezepte bei Blähungen mit Durchfall (Diarrhoe):
1) Rhizoma Tormentillae (Blutwurz), Cortex Quercus
(Eichenrinde) aa 40.0, Flores Chamomillae (Kamillenblüten) 20.0
1 Teelöffel auf 1 Tasse (200 ml), 5 Minuten aufkochen, 10 Minuten
ziehen lassen, abseihen. Täglich 3 Tassen langsam schluckweise
trinken.

2) Folia Thea nigra (Schwarzer Tee) 20.0, Flores Chamomillae
(Kamillenblüten), Folia Melissae (Melissenblätter) aa 15.0, Fructi
Carvi (Kümmel) 20.0
1 Teelöffel auf 1 Tasse (200 ml) heißes Wasser, 30 Minuten ziehen
lassen (die Gerbstoffe lösen sich), abseihen. Mehrmals täglich 1
Tasse ungesüßt trinken.

3) Blähungen und Meteorismus mit Diarrhoe (Durchfall) und
Erbrechen:
Folia Thea nigra (Schwarzer Tee) 30.0, Semen Foenu graeci
(Bockshornkleesamen, entzündungswidrig) 30.0, Herba Centaurii
(Tausendgüldenkraut) 20.0, Folia Menthae piperitae
(Pfefferminzblätter) aa ad 100.0
1 Teelöffel auf 1 Tasse (200 ml) heißes Wasser, 30 Minuten ziehen
lassen, abseihen. Mehrere Tassen täglich trinken.

4) Blähungen und Meteorismus (Blähbauch) mit starkem Durchfall:
Rhizoma Tormentillae (Blutwurz, wirkt stark stopfend), Cortex
Quercus (Eichenrinde) aa 40.0, Fructi Foeniculi (Fenchel) ad 100.0
2 Teelöffel auf 1 Tasse, 5 Minuten aufkochen, 30 Minuten
zugedeckt ziehen lassen, abseihen. 3 bis 4 Tassen täglich trinken.

Teerezepte zur Behandlung von Blähungen und Meteorismus
(Blähbauch) mit einer Entzündung der Darmschleimhaut:
1) Süßholzwurzel (Radix Liquiritiae) 25 g, Kamillenblüten (Flores
Chamomillae) 20 g, Ringelblumenblüten (Flores Calendulae) 15 g,
Engelwurz (Radix Angelicae) 5 g, Fenchelfrüchte (Fructi Foeniculi)
5 g, Gänsefingerkraut (Herba Anserinae) 10 g, Eibischwurzel
(Radix Althaeae) 20 g
2 Esslöffel auf einen halben Liter sehr heißes Wasser, 20 Minuten
zugedeckt ziehen lassen, abseihen. Tagsüber schluckweise trinken.

2) Teerezept bei Blähungen, Durchfall, Magen- und
Darmschleimhautentzündung:
Herba Anserinae 40.0, Flores Calendulae (Ringelblüten) 20.0,
Fructi Foeniculi (Fenchel) 10.0, Flores Chamomillae
(Kamillenblüten) 30.0
1 Teelöffel auf 1 Tasse (200 ml) als Aufguß, 10 Minuten zugedeckt
ziehen lassen, abseihen und lauwarm trinken. Keinen Zucker
hinzufügen. 3mal täglich 1 Tasse trinken.

3) Teerezept bei Blähungen, Durchfall, Gastritis, Magen- und
Darmgeschwür:
Cortex Querci (Eichenrinde), Herba Calendulae
(Ringelblumenblüten), Herba Centaurii (Tausendgüldenkraut),
Herba Millefolii (Schafgarbe), Herba Lamii albi (Taubnesselkraut),
Radix Gentianae (Enzianwurzel), Herba Anserinae
(Gänsefingerkraut), Herba Artemisiae (Beifußkraut), Herba
Alchemillae (Frauenmantelkraut), Flores Robiniae (Akazienblüten)
aa 10.0
1 Esslöffel auf einen halben Liter Wasser als Kaltauszug über
Nacht ansetzen, anschließend leicht erwärmen, abseihen. Morgens
und abends je 250 ml langsam und lauwarm trinken.

Verdauungsanregender Tee, entkrampfend und entzündungswidrig
bei Blähungen:
Folia Trifolii fibrini (Bitterkleeblätter) 10.0, Radix Angelicae
(Angelikawurzel) 10.0, Flores Chamomillae (Kamillenblüten) 20.0,
Folia Menthae piperitae (Pfefferminzblätter) ad 100.0
1 Teelöffel auf 1 Tasse (200 ml) als Aufguß, 15 Minuten zugedeckt
ziehen lassen, abseihen und auspressen.
Nach dem Essen 1 Tasse trinken.
Sicher haben Sie bemerkt, daß bei diesem bewährten Teerezept
Kamille und Pfefferminze zusammengemischt werden. Bitte
vergessen Sie das alte Vorurteil, das man die beiden Heilkräuter
nicht mischen soll.

Galletreibender und blähungswidriger Tee:
Odermennigkraut (Herba Agrimoniae) 20.0, Boldoblätter (Folia
Boldo) 20.0, Schöllkraut (Herba Chelidonii) 10.0,
Löwenzahnblätter und Wurzel (Radix cum Herba Taraxaci) 30.0,
Gänsefingerkraut (Herba Anserinae) 10.0, Pfefferminzblätter (Folia
Menthae piperitae) 10.0
2 Esslöffel mit einem halben Liter Wasser kalt ansetzen, 3 Minuten
köcheln, 15 Minuten zugedeckt ziehen lassen, abseihen. Tagsüber
schluckweise trinken.

Bittertee zur Kräftigung der Darmschleimhaut und Anregung des
Immunsystems:
Tausendgüldenkraut (Herba Centaurii) 8 g, Wermutkraut (Herba
Absinthii) 5 g, Kalmuswurzel (Rhizoma Calami) 8 g, Galgantwurzel
(Rhizoma Galangae) 15 g, Pomeranzenschalen (Pericarpium
Aurantii) 10 g, Fenchelfrüchte (Fructi Foeniculi) 15 g,
Condurangorinde (Cortex Condurango) 20 g, Ingwerwurzel
(Rhizoma Zingiberis) 15 g, Jamboulrinde (Cortex Syzygii) 5 g
1 Teelöffel auf 1 Tasse (250 ml) heißes Wasser, 15 Minuten
zugedeckt ziehen lassen, abseihen.
1 Tasse vor dem Essen trinken

Teerezepte bei Blähungen und Meteorismus (Blähbauch) zur
Anregung des Stoffwechsels, der Entgiftung des Körpers und
Blutreinigung:
1) Tee zur Blutreinigung, Entsäuerung und Entwässerung:
Radix cum Herba Taraxaci (Löwenzahnwurzel und Kraut) 15.0,
Herba Urticae dioicae (Brennessel) 30.0, Fructi Juniperi
(Wacholderbeeren) 10.0, Folia Betulae (Birkenblätter) 25.0, Herba
Violae tricoloris (Ackerstiefmütterchen) 20.0, Cortex Frangulae
(Faulbaumrinde) 20.0, Semen Cynosbati (Hagebutten) 30.0
Geben Sie 3 Esslöffel auf 750 ml Wasser, 8 Stunden kalt ansetzen,
3 Minuten aufkochen, 15 Minuten zugedeckt ziehen lassen,
abseihen. 4 Wochen lang tagsüber trinken. Wegen der
entwässernden Wirkung nicht nach 17 Uhr trinken.

2) Stoffwechseltee zur Entschlackung und Blutreinigung:
Herba Fumariae (Erdrauch) 50.0, Radix cum Herba Taraxaci
(Löwenzahnwurzel und Kraut) 30.0, Herba Millefolii (Schafgarbe)
20.0
1 Teelöffel auf 1 Tasse (250 ml) als Aufguß, 15 Minuten zugedeckt
ziehen lassen, abseihen. 3 Tassen täglich 4 Wochen lang trinken.

3) Blutreinigungstee zur Anregung der Blutbildung und zur
Entsäuerung des Körpers:
Löwenzahnkraut mit Wurzel 20.0, Taubnesselblüten mit Kraut
15.0, Wacholderbeeren gequetscht 10.0, Süßholzwurzel geschnitten
20.0, Schafgarbenkraut mit Blüten 10.0, Fenchel gequetscht 15.0,
Faulbaumrinde geschnitten 10.0
1 Teelöffel auf 250 ml Wasser, 10 Minuten aufkochen (Dekokt), 10
Minuten zugedeckt ziehen lassen, abseihen.
Morgens nüchtern und abends 1 Tasse trinken.

Teerezepte zur Vorbeugung und Behandlung von Blähungen und
Meteorismus der Frauen im Klimakterium (Wechseljahre,
Menopause):
1) Frauenmantelkraut (Herba Alchemillae) 20.0, Taubnesselblüten
(Flores Lamii albi) 5.0, Gänsefingerkraut (Herba Anserinae) 15.0,
Johanniskraut (Herba Hyperici) 10.0, Lavendelblüten (Flores
Lavandulae) 10.0, Rosmarinblätter (Folia Rosmarini) 10.0,
Traubensilberkerzenwurzel (Radix Cimicifugae) 15.0, Dostenkraut
(wilder Majoran, Herba Origani) 5.0, Rauschpfefferwurzel
(Rhizoma Kava-Kava) 10.0
4 Teelöffel auf 500 ml kochendes Wasser, 10 Minuten zugedeckt
ziehen lassen, abseihen.
Oder zubereiten als Kaltauszug 8 Stunden. Über den Tag verteilt
trinken.

2) Anserinenkraut 20 g, Frauenmantelkraut 20 g, Mistelstiele 10 g,
Benediktenwurz 10 g, Weißes Taubnesselkraut 20 g,
Katzenschwanzkraut 10 g, Kamillenblüten 10 g, Walnußblätter 10 g
3 Esslöffel auf 1 Liter Wasser, kalt ansetzen, 3 Minuten kochen, 10
Min. zugedeckt ziehen lassen, abseihen. Tagsüber schluckweise
warm trinken.

Kräuterweine bei Blähungen

1) Johanniskraut 20 g, Weiße Taubnessel (Kraut) 20 g,
Andornkraut 20 g, Walnußblätter 20 g, Lindenblüten 20 g
5 Esslöffel auf 1 Liter guten Rotwein, 14 Tage lagern bei 20°C,
abseihen, etwas Honig dazugeben. Täglich 4 bis 6 Esslöffel
einnehmen.

2) Eisenkraut 10 g, Melissenblätter 20 g, Thymiankraut 20 g,
Frauenmantelkraut 25 g, Lindenblüten 25 g
5 Esslöffel auf 1 Liter guten Rotwein, 14 Tage lagern bei 20°C,
abseihen, etwas Honig dazugeben. Täglich 4 bis 6 Esslöffel
einnehmen.

3) Spitzwegerichkraut 20 g, Wallwurz 20 g, Blutwurz 20 g,
Eisenkraut 20 g, Brennesselkraut 20 g
5 Esslöffel auf 1 Liter guten Rotwein, 14 Tage lagern bei 20°C,
abseihen, etwas Honig dazugeben. Täglich 4 bis 6 Esslöffel
einnehmen.

4) Andornkraut 38 g, Wegwartenwurzel 10 g, Angelikawurzel 10 g,
Gänsefingerkraut 10 g, Enzianwurzel 30 g, Wermutkraut 2 g
5 Esslöffel auf 1 Liter guten Rotwein, 14 Tage lagern bei 20°C,
abseihen, etwas Honig dazugeben. Täglich 4 bis 6 Esslöffel
einnehmen.

5) Kräuterwein selbstgemacht bei Blähungen, Anämie,
Nervenschwäche (Neurasthenie) und zur Abwehrsteigerung:
Kamillenblüten 10 g, Melissenblätter 20 g, Ehrenpreiskraut 20 g,
Enzianwurzel 10 g, Eichenrinde 5 g, Baldrianwurzel 5 g,
Frauenmantelkraut 5 g, Thymiankraut 10 g, Wacholderbeeren 7 g,
Angelikawurzel 8 g
Die gesamte Mischung mit 1 Liter gutem Weißwein 10 Tage bei
20°C ansetzen, abseihen, auspressen. 4 Esslöffel tagsüber
einnehmen.

6) Kräuterwein selbstgemacht bei Blähungen, Eisenmangel und zur Anregung des Stoffwechsels:
Enzianwurzel 20 g, Rainfarnkraut 20 g, Pfefferminzblätter 20 g, Angelikawurzel 20 g, Wacholderbeeren 10 g, Galgantwurzel 10 g
Die komplette Mischung mit 1 Liter gutem Weißwein 10 Tage bei 20°C ansetzen, abseihen, auspressen. Nach dem Essen 1 Likörglas trinken.

7) Rezept für einen Kräuterwein zum Selbermachen bei chronischen Magen- und Darmbeschwerden:
50 Gramm Folia Absinthii (Wermutblätter) auf 1 Liter Condurangowein (Vini Condurango aus der Apotheke geben, 10 Tage bei 20° C ansetzen, abseihen, auspressen. 3mal täglich 1 Likörglas vor dem Essen trinken.

8) Kräuterwein bei Blähungen und Meteorismus (Blähbauch):
Anis 10 g, Melissenblätter 10 g, Anserinenkraut 30 g, Angelikawurzel 30 g, Tausendgüldenkraut 20 g, Bitterkleeblätter 40 g
Diese Mischung mit 1 Liter gutem Weißwein bei 20° C 10 Tage lang ansetzen, abseihen, dann auspressen. Tagsüber 6mal 1 Teelöffel einnehmen.

9) Bitterkleeblätter 20 g, Angelikawurzel 20 g, Anserinenkraut 20 g, Baldrianwurzel 20 g, Kamillenblüten 20 g
Diese Mischung mit 1 Liter gutem Weißwein bei 20° C 10 Tage lang ansetzen, abseihen, dann auspressen. Tagsüber 6mal 1 Teelöffel einnehmen.

Rezepte für selbstgemachte Apfelweine mit Kräutern zur Behandlung und Vorbeugung von Blähungen und Meteorismus (Blähbauch) sowie zur Entgiftung und Entschlackung des Körpers:
1) Schlüsselblumenblüten 60 g, Hirtentäschelkraut 20 g, Löffelkraut 20 g, Brennesselkraut 20 g, Katzenschwanzkraut 20 g, Schließgras 20 g
40 Gramm dieser Mischung mit 1 Liter Apfelwein kalt ansetzen, kurz aufkochen, abseihen. Tagsüber 6mal 1 Esslöffel einnehmen.

2) Brennesselkraut 20 g, Hauhechelwurzel 10 g,
Schlüsselblumenblüten 20 g, Katzenschwanzkraut 10 g, Löffelkraut
20 g, Pfingstrosenwurzel 10 g, Wallwurzel 10 g
40 Gramm dieser Mischung mit 1 Liter Apfelwein kalt ansetzen,
kurz aufkochen, abseihen. Tagsüber 6mal 1 Esslöffel einnehmen.

3) Queckenwurzel 20 g, Meisterwurz 20 g, Schafgarbenkraut 20 g,
Salbeiblätter 20 g, Rosmarinblätter 20 g, Faulbaumrinde 10 g,
Erdrauchkraut 30 g
Geben Sie 30 Gramm dieser Mischung auf 1 Liter Apfelwein, 3
Minuten aufkochen, abseihen. Tagsüber 6mal 1 Esslöffel
einnehmen.

4) Brennesselkraut 30 g, Wermutkraut 1 g, Silbermantelkraut 20 g,
Katzenschwanzkraut 20 g, Schlehenblüten 20 g, Erdrauchkraut 20
g, Faulbaumrinde 20 g
Geben Sie 30 Gramm dieser Mischung auf 1 Liter Apfelwein, 3
Minuten aufkochen, abseihen. Tagsüber 6mal 1 Esslöffel
einnehmen.

5) Erdrauchkraut 30 g, Tausendgüldenkraut 10 g, Alantwurzel 20 g,
Löwenzahnwurzel 20 g, Ehrenpreiskraut 20 g, Faulbaumrinde 20 g
Geben Sie 30 Gramm dieser Mischung auf 1 Liter Apfelwein, 3
Minuten aufkochen, abseihen. Tagsüber 6mal 1 Esslöffel
einnehmen.

6) Klettenwurzel 15 g, Wacholderbeeren 15 g, Süßholzwurzel 15 g,
Walnußblätter 15 g, Stiefmütterchenkraut 10 g, Brennesselkraut 10
g, Queckenwurzel 10 g, Birkenblätter 10 g
Geben Sie 30 Gramm dieser Mischung auf 1 Liter Apfelwein, 3
Minuten aufkochen, abseihen. Tagsüber 6mal 1 Esslöffel
einnehmen.

Tinkturen und Pulver bei Blähungen

Pflanzliche Tropfen zur Behandlung von Blähungen, trägem Gallefluß, Gallengrieß, Übelkeit und Magendruck:
Extractum Ammi visnagae, Extr. Absinthii (Wermut), Extr. Boldo, Extr. Echinaceae angustifolia, Tinctura Carminativae, Extr. Frangulae (Faulbaumrinde), Extr. Rhei fluid. (Rhabarber), Extr. Thymi (Thymian), Extr. Aloe fluid. aa 3.0, Extr. Cascarae 23.0
Täglich 3mal 15 Tropfen in etwas Wasser einnehmen.

Rezept für pflanzliche Tropfen zum Einnehmen bei Blähungen und Blutarmut (alter Ausdruck für Eisenmangel, Anämie):
Tinctura Fumariae (Erdrauchtinktur), Extractum Gentianae (Enzianextrakt), Extractum Centaurii (Tausendgüldenkrautextrakt), Tinctura Lamii albi (Weiße Taubnessel), Extractum Rubiae tinct. (Färberröte), Extractum Urticae fluid (Brennessel), Extractum Urticae e Radice (Brennesselwurzel), Extractum Taraxaci (Löwenzahn) aa 5.0, Tinctura Ferri aromatica (Eisen) 60.0
Täglich 3mal 15 Tropfen in etwas Wasser einnehmen.

Rezept bei Blähungen und Meteorismus mit Diabetes (Zuckerkrankheit) für pflanzliche Diabetestropfen:
Cynara Urtinktur (Artischocke), Cichorium Urtinktur (Wegwarte), Extractum Myrtilli fluid. aa 10.0, Tinctura Cardui marianae (Mariendistel) 20.0
Täglich 3mal 15 Tropfen in etwas Wasser einnehmen.

Tinctura Angelicae (Angelikatinktur) 20.0
15 Tropfen vor dem Essen einnehmen.

Pflanzliche Blähungstropfen:
Extractum Boldo fluid. 10.0, Tinctura Cardui marianae 20.0, Vini Quassiae amarae ad 50.0
Täglich 3mal 15 Tropfen in etwas Wasser einnehmen.
Diese Mischung enthält viele Bitterstoffe und regt die Verdauungsdrüsen an.

Rezepte für Tropfen bei Blähungen, Meteorismus und zur
Anregung des Stoffwechsels:

1) Helianthus tuberosus D2 dil., Duboisia D3 dil., Euphorbia
Cyparissias D2 dil. aa 10.0, Extractum Fucus vesiculosus (falls
keine Überfunktion der Schilddrüse vorliegt), Extr. Frangulae
(Faulbaumrinde), Extr. Alchemillae (Frauenmantel) aa 15.0
Täglich 3mal 15 Tropfen in etwas Wasser einnehmen.

2) Extractum Fuci (Blasentang) 10.0, Extr. Levistici (Liebstöckel)
10.0, Extr. Ononidis (Hauhechel) 10.0, Extr. Frangulae
(Faulbaumrinde) 10.0, Phytolacca (Kermesbeere) D4 10.0
Täglich 3mal 15 Tropfen in etwas Wasser einnehmen.

3) Extractum Cardui benedicti (Benediktenwurz), Extr. Taraxaci
(Löwenzahn), Tinctura Lavandulae (Lavendel), Extr. Melissae
(Melisse), Extr. Cardui marianae (Mariendistel), Extr. Hyperici
(Johanniskraut), Extr. Centaurii (Tausendgüldenkraut) aa 7.0, Extr.
Ginseng 2.0, Marum verum D2 10.0, Extr. Fuci vesiculosi (bei
Schilddrüsenunterfunktion) 10.0, Nasturtium D2 10.0, Hedera D2
10.0
Täglich 3mal 15 Tropfen in etwas Wasser einnehmen.

Rezept für eine Tinktur bei chronischen Magen-Darmbeschwerden
und Appetitlosigkeit:
Tinctura Calami (Kalmustinktur), Tinctura Gentianae
(Enziantinktur) aa 25.0
Täglich 15 Tropfen vor dem Essen einnehmen.

Rezepte für pflanzliche Pulver bei Blähungen und Durchfall (Diarrhoe):

1) Bismuti subgallici 5.0, Rhizoma Tormentillae (Blutwurz) pulv., Carbonis Medicinalis (medizinische Kohle) aa ad 50.0
M. f. pulv. D. S. 3mal täglich 1 Teelöffel in etwas Wasser einnehmen.

2) Rhizoma Tormentillae (Blutwurz) pulv. 30.0, Fructi Carvi (Kümmel) pulv. 30.0, Folia Menthae piperitae (Pfefferminzblätter) pulv. 20.0
M. f. pulv. D. S. 3mal täglich 1 Teelöffel in etwas Wasser einnehmen.

3) Cortex Quercus pulv. (Eichenrindenpulver) 50.0
Täglich 3mal 1 Teelöffel in etwas Wasser einnehmen.

4) Teepulver gegen den Durchfall (Diarrhoe):
Radix Liquiritiae (Süßholzwurzel), Rhizoma Tormentillae (Blutwurz), Cortex Quercus (Eichenrinde) aa ad 100.0
M. f. pulv. (der Apotheker soll ein Pulver bereiten) S. 2 Teelöffel auf einen halben Liter Wasser, 8 Stunden Kaltauszug, 15 Minuten kochen, 1 Stunde zugedeckt ziehen lassen. Schluckweise über den Tag verteilt trinken.

Rezept bei Blähungen und Meteorismus (Blähbauch) für ein Magen- und Darmpulver aus der Apotheke:
Radix Angelicae (Angelikawurzel) 30.0, Radix Gentianae (Enzianwurzel) 20.0
M. f. pulv. subt. S. 3mal täglich 1 Teelöffel im Mund zergehen lassen.

Rezepte für selbstgemachte pflanzliche Tropfen zur Vorbeugung und Behandlung von Blähungen:

a) Melissenblätter 5 g, Lavendelblüten 10 g, Rosmarinblätter 10 g, Benediktenwurz 10 g, Wermutkraut 5 g, Walnußschalen 10 g, Pfingstrosenwurzel 10 g, Silbermantelkraut 10 g, Ehrenpreiskraut 10 g, Gartenrautenkraut 5 g, Thymiankraut 5 g, Kraut vom wohlriechenden Veilchen 10 g

Die gesamte Mischung auf 1 Liter Weingeist, in einem Einmachglas 14 Tage lang bei 20°C ansetzen, dann abseihen und auspressen. Täglich 3mal 15 Tropfen in etwas Wasser einnehmen.

b) Salbeiblätter 20 g, Meisterwurz 20 g, Mistelkraut 20 g, Knoblauch 20 g, Kraut vom wohlriechenden Veilchen 20 g

Alle Kräuter werden gemischt und gemahlen (z. B. in einer Kaffeemühle). Anschließend die gesamte Mischung auf 1 Liter Weingeist und in einem Einmachglas 14 Tage lang bei 20°C ansetzen, dann abseihen, auspressen. Täglich 3mal 15 Tropfen in etwas Wasser einnehmen.

c) Engelwurz 10 g, Salbeiblätter 20 g, Schafgarbenkraut 20 g, Enzianwurzel 10 g, Silbermantelkraut 30 g, Beifußkraut 20 g

Die gesamte Mischung auf 1 Liter Weingeist, in einem Einmachglas 14 Tage lang bei 20°C ansetzen, dann abseihen und auspressen. Täglich 3mal 15 Tropfen in etwas Wasser einnehmen.

Pflanzliche Pulver zur Behandlung von Blähungen und Meteorismus selbstgemacht:

a) Angelikawurzel 20 g, Anserinenkraut 30 g, Anis 10 g, Kümmel 30 g, Fenchel 20 g

In der Kaffeemühle zu Pulver zerkleinern. Täglich 3mal 1 Teelöffel in etwas Wasser oder Weißwein auflösen und einnehmen.

b) Pfefferminzblätter 10 g, Angelikawurzel 30 g, Anserinenkraut 30 g, Wermutkraut 50 g, Kamillenblüten 35 g

In der Kaffeemühle zu Pulver zerkleinern. Täglich 3 mal 1 Teelöffel in etwas Wasser oder Weißwein auflösen und einnehmen.

Wasseranwendungen bei Blähungen

Altbewährt zur Behandlung und Vorbeugung Blähungen und Meteorismus (Blähbauch) sowie zur Steigerung der körpereigenen Abwehrkräfte sind Wasseranwendungen nach Kneipp. Kneippanwendungen fördern die Durchblutung des Körpers, stärken das Herz, den Kreislauf, das Bindegewebe, die Blutgefäße, den Darm, das Immunsystem, regen den Stoffwechsel an, entgiften den Körper und regenerieren die Nervenkraft.

Die Wirkung des Wassers auf den Menschen ist verschieden und hängt von dessen Temperatur ab. Bei der Anwendung machen sich Reizwirkungen geltend, welche das Herzkreislaufsystem, das Hormon- und Immunsystem stärken und auf den gesamten Körper kräftigend, stoffwechselanregend, durchblutungsfördernd, beruhigend und wohltuend wirken. Wasseranwendungen bewirken ein Wärme-, Erfrischungs- und Kräftigungsgefühl. Außerdem können sie zu Hause geschehen.

Zur Beeinflussung des Kreislaufs, der Durchblutung, der Blut- und Lymphgefäße sowie der Verdauungsorgane und Gewebe bedarf es der Anwendung verschiedener Temperaturen. Je nach Art der Krankheit benutzt man kaltes oder warmes Wasser.

Die Kaltwasseranwendung erniedrigt die Körpertemperatur, kräftigt den Kreislauf, fördert den Stoffwechsel, wirkt physisch und psychisch anregend, abwehrsteigernd, entzündungswidrig, schmerzstillend und wohltuend auf den gesamten Körper. Bitte beachten Sie: Vor jeder kalten "Kneippschen" Anwendung muß der Patient erwärmt werden. Machen Sie nie eine kalte Anwendung auf einen kalten Körper!

Die Warmwasseranwendung führt zur Erweiterung der Blutgefäße, beschleunigt die Durchblutung, die Schweißausscheidung, wirkt krampflösend und wird zur Erhöhung der Körpertemperatur angewandt (Krebszellen, Viren und Bakterien sind empfindlich gegen eine erhöhte Körpertemperatur).

Auflagen und Wickel

Regen den Stoffwechsel (Metabolismus), die Durchblutung, die Entschlackung und die Abwehrkräfte des Körpers an. Die Wirkung: Wärmeentziehend (bei halbstündiger Anwendung), wärmestauend (bei einstündiger Anwendung), schweißtreibend (bei zweistündiger Anwendung).

Zu jedem Wickel gehören: 1 grobes Leinentuch, 1 Zwischentuch aus Baumwolle, 1 bis 3 Wolldecken bzw. Wolltücher je nach Größe des Wickels.

a) Bewährt bei Blähungen und Meteorismus (Blähbauch), zur Stoffwechselanregung, Blutbildung, Entgiftung und Entschlackung des Körpers ist ein Lenden- oder Leibwickel: Er reicht vom unteren Rippenbogen bis zur Mitte der Oberschenkel. Man kann ihn auch als Schlankheits-, Beruhigungs- und Schönheitswickel bezeichnen. Er mildert Schmerzen, fördert die Verdauung, den Leberstoffwechsel, wirkt schlaffördernd und ist ein Stoffwechselaktivator, wenn er einige Wochen lang täglich abends angelegt wird. Dieser Wickel kann die Nacht hindurch liegen bleiben.

Ein mehrfach gefaltetes Leinentuch, das vom Rippenbogen bis zur Leistenbeuge den Leib bedeckt, wird in kaltes Wasser getaucht, in das etwas Salz oder Essig gegeben werden kann und dann ausgewrungen. Die Leibauflagen werden auch heiß angewendet, evtl. mit Abkochungen von Heublumen.

Der Patient liegt schon vorbereitet auf dem Zwischentuch und der Wolldecke. Diese Tücher werden gut anliegend so um den Körper gewickelt, dass sie die nasse Auflage überdecken.

b) Der Brustwickel durchblutet und entschlackt die Lunge, fördert die Sauerstoffaufnahme des Körpers
Leinengröße 80 x 150 cm
Der Brustwickel reicht von der Achsel bis zur Magengegend.

c) Der Nacken-Schulterwickel löst Verspannungen und fördert die Durchblutung des Herzens
Leinengröße 150 x 150 cm
Er umschließt Nacken, Schultergürtel und Oberkörper. Das Leinentuch wird wie bei der Leibauflage kalt oder heiß angelegt.

d) Wadenwickel: Wirken ableitend, fiebersenkend und durchblutungsfördernd. Sie umfassen die Füße und die Unterschenkel. Diese Wickel werden kalt angelegt. Dem Wasser kann Salz oder Essig beigegeben werden. Bei Frauen nicht während der Menstruation anlegen.

e) Ein täglicher Leberwickel unterstützt die Leber bei der Entgiftungsarbeit und die Blutdepots werden mobilisiert (wichtig zur Vorbeugung und Behandlung von Blähungen und Meteorismus): Dafür eine Wärmflasche mit heißem Wasser füllen (die Luft vor dem Verschließen herausdrücken), in ein feuchtes Leinentuch wickeln und unterhalb des rechten Rippenbogens auf die Haut legen. Ein trockenes Handtuch auf den Wickel geben und mit einer Decke zudecken. Eine Stunde ruhen.

f) Ebenfalls bewährt zur Aktivierung des Leberstoffwechsels: Täglich eine dreiviertel Stunde lang einen Heublumensack auf die Lebergegend auflegen. Hierfür ein Leinensäckchen zur Hälfte mit Heublumen füllen, zubinden, etwas anfeuchten und über Wasserdampf 20 Minuten erhitzen. Anschließend möglichst warm auflegen, mit einer Plastikfolie abdecken und mit einer Wolldecke umhüllen.

Güsse und Bäder

Die Wirkung: Kneipp-Güsse kräftigen die Atemwege, das Herz, den Kreislauf, das Bindegewebe, fördern die Durchblutung, unterstützen den Stoffwechsel bei der Entgiftung, steigern die Abwehrkraft und halten die Blutgefäße elastisch.

1) Einen kalten Wasserstrahl am rechten Fuß außen hoch bis zur Leiste wandern lassen, dann auf der Innenseite wieder zurück zum

Fuß. Am anderen Bein wiederholen. 3mal täglich anwenden.

2) Der Arm- und Beinguß: Dieser kann kalt, temperiert, heiß (38 bis 40°C) oder im Wechsel gegeben werden. Geht prima in der Badewanne mit dem Duschschlauch (den Duschkopf vorher abschrauben) oder mit einem normalen Gartenschlauch.

3) Das kalte Halbbad: Wirkt stoffwechselanregend, abhärtend, schlaffördernd sowie herz- und kreislaufstärkend. Hierfür die Wanne bis zum Nabel mit Wasser füllen. Die Dauer: 6 bis 10 Sekunden.

4) Das kalte Armbad: Wirkt stoffwechselanregend, abwehrsteigernd, kreislaufstimulierend und herzstärkend. Eintauchen beider Arme ca. 20 Sekunden bis über die Ellenbogen in eine Armbadewanne oder in das Waschbecken, gefüllt mit kaltem Wasser. Die Arme anschließend nicht abtrocknen, sondern nach 1 Minute nur abstreifen.

Das Armbad ist auch im Wechsel sehr zu empfehlen. Hierfür beide Arme 3 Minuten in heißes Wasser (38 bis 40°C), dann 5 bis 10 Sekunden in kaltes oder temperiertes Wasser eintauchen. Ebenso kann das Armbad auch ansteigend genommen werden. Mit 36°C beginnen und innerhalb von 15 Minuten auf 41 bis 43°C steigern. Hier kann wie beim Wechselarmbad dem heißen Wasser auch ein Heublumenabsud beigegeben werden. Noch 2mal wiederholen.

5) Das kalte Fußbad: Die Beine bis zur Mitte der Unterschenkel 6 bis 10 Sekunden in kaltes Wasser tauchen, dann wieder erwärmen. Maximal noch 2mal wiederholen.

6) Das Wechselfußbad und das ansteigende Fußbad: Hier sind die Zeiten und Temperaturen gleich wie beim Wechselarmbad und ansteigenden Armbad.

7) Wechselfußbäder mit 3 Esslöffeln Salz, einer handvoll Heublumen oder etwas Rosmarinextrakt regen den Stoffwechsel an: 3 Minuten warm, 5 bis 10 Sekunden kalt. 2mal wiederholen

8) Bei kalten Füßen (sind oft die Auslöser von Blasenentzündungen und Erkältungen): 15 Tropfen Rosmarinöl und je 2 Esslöffel Milch und Meersalz ins 39°C warme Fußbadewasser dazugeben.

9) Machen Sie zur Stoffwechselanregung, zur Herzstärkung und Abwehrsteigerung wechselwarme Knie- und Schenkelgüsse.

10) Geniessen Sie ein Wellness-Bad zur Förderung der Durchblutung, zur Herz-Kreislaufkräftigung, Entschlackung des Bindegewebes und Anregung des Stoffwechsels: 224 g Lavendel, 224 g Thymian, 224 g Rosmarin, 14 g Gewürznelken, 14 g Zinkum metallicum, 14 g Pfefferminze. Alles 2 Stunden vor dem Bad einweichen, dann komplett ins Badewasser geben.

11) Man sollte die Haut durch regelmäßige Basenbäder entschlacken und mit Mineralstoffen versorgen. Ein Mineralstoffbad (Apotheke) fördert die Reinigung über die Haut. Das basische Milieu regt die Haut an, Säuren auszuscheiden. Geben Sie 3 Esslöffel (oder je nach Empfehlung auf dem Beipackzettel) ins Wasser. Baden Sie 30 Minuten bei 38-40 Grad.

12) Um die Ausscheidung von Säuren und Stoffwechselschlacken auch über die Haut zu beschleunigen, sollten Sie einmal pro Woche ein Vollbad mit Natron nehmen. Die Badedauer beträgt etwa 1 Stunde, die Wassertemperatur darf 37,5 Grad nicht übersteigen. Auf ein Vollbad (ca. 100 Liter) geben Sie 600 g Natron.

Sie werden schnell feststellen, dass sich Ihre Haut nach dem Bad wie eingecremt anfühlt. Die natürliche Rückfettung der Haut beginnt wieder zu funktionieren. Es erfolgt sozusagen eine porentiefe Reinigung Ihrer Haut.

13) Hilfreich zur Anregung des Stoffwechsels und zur Entgiftung des Körpers sind Überwärmungsbäder, aber nur bei stabilem Kreislauf.
Verwenden Sie als Badezusatz: Herba Saniculae (Sanikelkraut), Rhizoma Calami (Kalmuswurzelstock), Radix Angelicae

(Angelikawurzel, Engelwurz), Herba Tanaceti (Rainfarnkraut), Herba Equiseti (Zinnkraut) aa ad 200.0
2 Hände voll auf 2 Liter Wasser, 6 Stunden kalt ansetzen, 4 Minuten köcheln, 10 Minuten zugedeckt ziehen lassen, filtern, auspressen. Den Absud ins heiße Badewasser geben.

14) Ein Brennessel-Salzbad unterstützt die Ausleitung von Stoffwechselschlacken über die Haut:
Geben Sie in das Badewasser (39 bis 40°Grad) eine Abkochung von 300 g Brennesselkraut und 1 Kilo Kochsalz (reines Meersalz wäre besser). Die Badedauer beträgt 30 bis 40 Minuten. Alle 2 bis 3 Tage wiederholen.
Brennesselbäder helfen auch bei Neuralgien (Nervenschmerzen).

15) Ansteigende Halb- oder Vollbäder mit Heublumen wirken stoffwechselanregend und durchblutungsfördernd: Beginn mit 35 Grad, innerhalb von 20 Minuten auf 39 bis 40 Grad steigern. Vorher 250 ml schweißtreibenden Tee trinken (siehe nachstehendes Rezept). Anschließend im vorgewärmten Bett nachschwitzen.

Rezept für einen schweißtreibenden Tee: Flores Tiliae (Lindenblüten), Flores Sambuci (Holunderblüten), Flores Spiraea ulmaris (Mädesüßblätter) aa ad 50.0
3 Teelöffel auf 250 ml heißes Wasser, 10 Minuten zugedeckt ziehen lassen, abseihen. Vor dem Bad trinken.

Waschungen

Die Wirkung: Stoffwechselanregend, abwehrsteigernd, wirken kräftigend auf die Verdauungsorgane, Atemwege, Herz, Kreislauf und Nerven, sind durchblutungsfördernd, leicht fiebersenkend und schlafbringend.

1) Die Oberkörperwaschung: Ein zusammengefaltetes Leinen-handtuch oder einen Waschhandschuh in frisches kaltes Wasser tauchen, ausdrücken (darf nicht mehr tropfen) und den Oberkörper am rechten Arm beginnend in Richtung zum Herzen

abwaschen. Hinterher nicht abtrocknen.

2) Die Unterkörperwaschung: Den Unterkörper von der Gürtellinie abwärts bis einschließlich der Fußsohlen abwaschen.

3) Die Ganzkörperwaschung: Den gesamten Körper wie bei der Oberkörperwaschung abwaschen.

4) Die Leibwaschung (Bauchwaschung) wirkt ausgleichend auf den Darm und die Verdauungsorgane: Vor dem Schlafengehen alles vorbereiten, im Bett warm werden, dann mit einem feuchten Waschlappen den Bauch von rechts nach links (entlang des Dickdarmverlaufes) kreisend 20 bis 30mal feucht abreiben. Machen Sie die Leibwaschungen 4 Wochen lang täglich. Nach 14 Tagen Pause wiederholen.

5) Machen Sie feuchte kalte Abreibungen und Abwaschungen an Beinen und Oberkörper (nur bei warmem Körper!), dann ins Bett. Feuchte Abreibungen des Körpers kräftigen die Atemwege, das Herz, den Kreislauf, fördern die Durchblutung, den Stoffwechsel, den Abbau von Säuren und aktivieren die Regenerations- und Abwehrkräfte Ihres Körpers.

6) Machen Sie Essigabwaschungen (40 % Essig und 60 % kaltes Wasser) zur Anregung der Hautfunktionen. Auf der Haut liegen viele Reflexzonen zur Beeinflussung der Organe.

Weitere Anwendungen zur Behandlung und Vorbeugung von Blähungen und Meteorismus (Blähbauch):
1) Das Trockenbürsten
Eine Bürstenmassage bis zur leichten Rötung und Erwärmung, idealerweise nach dem Bad, kräftigt die Haut, das Bindegewebe, fördert die Durchblutung, den Abtransport von Stoffwechselschlacken und steigert die Abwehrkräfte.
Beginnen Sie auf der rechten Körperseite: Fuß, dann hoch zum Oberschenkel, Arm und zum Schluss Bauch, Brust und Po. Dann die linke Seite.
Wichtig: Immer in kreisenden Bewegungen in Richtung Herz

bürsten, nicht schrubben! Hinterher gut eincremen mit einer Mischung aus der biochemischen Salbe Nr. 10 Natrium sulfuricum (entwässert) und Nr. 11 Silicea (glättet die Haut und stärkt das Bindegewebe).

2) Regelmäßiges flottes Spazierengehen in frischer Luft.

3) Mehrmals täglich tiefe Bauchatmung fördert die Durchblutung der Lunge, des Herzens, der Leber und der Verdauungsorgane.

4) 1 bis 2mal wöchentlich gezielte Bindegewebsmassagen vom Fachmann regen über die Reflexzonen auf der Haut die Verdauungsorgane, das Herz, den Kreislauf, das Immunsystem und den Stoffwechsel an.

5) Wassertreten: Am besten vor dem Schlafengehen. Nach vorheriger Erwärmung des Körpers durch die mit kaltem Wasser bis zur Wadenmitte gefüllte Badewanne schreiten. Die Dauer: Eine halbe bis 1 Minute.

6) Machen Sie Wechselduschen: Stellen Sie beim Duschen mehrmals das kalte Wasser an, im Wechsel zum Warmwasser. Beenden Sie die Dusche mit kaltem Wasser. Vom Wechselduschen profitiert Ihr Stoffwechsel. Das Hormon- und Immunsystem, die Durchblutung und der Kreislauf werden gestärkt.

7) Bewährt bei Blähungen und Meteorismus (Blähbauch) sowie zur Kräftigung und Entschlackung der Lunge (die Sauerstoffaufnahme für einen gesunden Stoffwechsel und Kreislauf wird dadurch optimiert):
Eine Wärmflasche zu drei Viertel mit heißem Wasser füllen und in ein feuchtwarmes Frotteetuch einwickeln. Nur mit einer Seite des entblößten Rückens darauf liegen. Zum bequemeren Liegen kann man unter die andere Körperseite eine zusammengelegte Decke legen, die als Höhenausgleich dient.

Die Behandlungszeit beträgt 20 bis 25 Minuten. Eine zweite Behandlung des anderen Lungenflügels soll erst nach 5 Tagen erfolgen, weitere Behandlungen erst nach 3 Wochen. Um zu starke

Reaktionen zu vermeiden, niemals beide Lungenflügel gleichzeitig behandeln.

8) Sehr gut zur Behandlung und Vorbeugung von Blähungen und Meteorismus (Blähbauch) sind Klatschkompressen zur Kräftigung des Stoffwechsels, des Immunsystems, der Herz- und Lungenfunktion, zur Ausscheidung von Säuren, Verbesserung der Sauerstoffaufnahme sowie der Darmdurchblutung:

Es genügt ein kleiner Holzstock, zum Beispiel ein Kochlöffel, der am einen Ende mit einem Leinenlappen oder Mull umwickelt wird, so daß ein etwa daumenballengroßer Knäuel entsteht. Der Patient sitzt mit entblößtem Oberkörper auf einem Hocker.

Der Stempel wird in heißes Wasser (nicht in kochendes, da es sonst zu Verbrennungen kommt) getaucht und sofort auf den oberen Rücken neben der Brustwirbelsäule gedrückt, so daß eine intensive Hautrötung entsteht. Meist genügt schon ein kurzer Druck auf die Haut, um eine Rötung (Durchblutungssteigerung) hervorzurufen. Natürlich muß vor jeder neuen Anwendung der Stempel zuerst ins heiße Wasser getaucht werden.

9) Viel barfuß laufen wirkt kräftigend auf die Blut- und Lymphgefäße, ist verdauungsfördernd und stärkt das Immunsystem. Wegen der vielen Reflexzonen auf den Fußsohlen zur Behandlung von Blähungen und Meteorismus (Blähbauch) sollten Sie zu Hause auch einen Fußroller aus dem Fachhandel anwenden.

10) Aktiv schwitzen, also durch Sport oder körperliche Arbeit, ist noch effektiver zur Stärkung des Herz-Kreislaufsystems, des Stoffwechsels, Bindegewebes sowie des Immunsystems als ein Saunabesuch.

Zur Anregung der Durchblutung, des Herzkreislaufsystems, der Abwehrkraft, des Stoffwechsels und zur Regeneration der Nervenkraft:

a) Der wärmeempfindliche Typ (meist korpulente Menschen) sollte abends Wassertreten, sich dann kalt waschen, abschließend einen kalten Kneiguß machen, nicht abtrocknen, noch feucht den Schlafanzug anziehen und ins vorgewärmtes Bett gehen.

b) Der kälteempfindliche Typ macht abends ein ansteigendes Fußbad, anschließend eine warme bis heiße Waschung und geht dann ins Bett. Am Morgen empfehle ich das Trockenbürsten des ganzen Körpers.

c) Kalte Wadenwickel kräftigen die Blutgefäße der Beine (gut zur Vorbeugung von Krampfadern) und stärken das Nervenkostüm.

Ein Klassiker zur Belebung der Organe, zur Kreislauf- und Nervenstärkung, bei chronischen Kopfschmerzen und zur Stärkung der Abwehrkräfte ist das "Kuhnsche Reibesitzbad": Bespritzen und Waschen des Unterleibs mit kaltem Wasser.

Zum Schluß ein fast vergessenes altes Hausmittel zur Stärkung der Nieren, des Stoffwechsels sowie des Hormon- und Immunsystems: Umschläge mit angewärmtem Preßsaft aus rohen Kartoffeln auf die Nieren und anschließend um die Knie legen. 15 Minuten je Auflage.

Falls ich Ihr Interesse an der Naturheilkunde in ihrer Urform geweckt habe - mehr Informationen zu den Wasseranwendungen und Wickeln nach "Kneipp" finden Sie in meinem eBook:

Wasserheilkunde und Wickeltherapie - Naturheilkunde für Ihre Gesundheit

Nachwort

Bestimmt haben Sie beim Lesen dieses Buches viel Interessantes und Neues entdeckt. Mehr umfangreiche Informationen für Ihre Gesundheit finden Sie in meinen weiteren Büchern und eBooks sowie in der Gesamtausgabe:

Gesundheit mit Naturheilkunde - Klassische Naturheilkunde für Jedermann

Ich wünsche Ihnen viel Erfolg bei der Behandlung und Vorbeugung von Blähungen und Meteorismus, Lebensfreude und vor allem Gesundheit. Wenn Sie von mir persönlich beraten werden möchten, biete ich Ihnen hierfür auch meine Online-Beratung an. Informationen finden Sie auf meiner website.

Robert Kopf

Printed in Great Britain
by Amazon

44677210R00059